Des mêmes auteurs, aux éditions Leduc.s

Mes petites recettes magiques brûle-graisses, 2017.
Mes petites recettes magiques zéro sucre, 2017.
Mes petites recettes magiques antifringales et antikilos, 2017.
Régime express IG minceur, 2016.

Découvrez la bibliographie complète des auteurs :
www.editionsleduc.com/anne-dufour
www.editionsleduc.com/carole-garnier

Retrouvez-les sur leur blog : **Biendansmacuisine.com**

Maquette : Sébastienne Ocampo
Illustrations : Fotolia, Delétraz (p. 39-41, 46, 47), Nicolas Trève (p. 58-61, 67-69, 76-78, 107)

29 boulevard Raspail
75007 Paris – France
ISBN : 979-10-285-0972-9
ISSN : 2425-4355

C'EST MALIN
GRAND FORMAT

ANNE DUFOUR CAROLE GARNIER

MAIGRIR DU BAS

PERDEZ 1 TAILLE EN 4 SEMAINES

LEDUC.S
PRATIQUE

SOMMAIRE

Chapitre 1

Maigrir du bas, ce qui se passe, ce qui marche, ce qui bloque, en 12 questions-réponses

Vous désespérez de « perdre du bas ». Vous avez pourtant tout essayé, les régimes drastiques, hyperprotéinés, sans gluten, « spécial ananas » ou soupe, vous avez marché, couru, nagé, vous vous êtes affamée et quasiment rien n'y fait : vous gardez votre culotte de cheval, vos cuisses généreuses, vos hanches imposantes, vos genoux trop volumineux, ce petit (ou grand) voile de cellulite peut-être aussi.

Pourtant, votre œil expert et critique estime que pour le reste du corps, ça ne va « pas si mal », c'est même ce qui vous désespère le plus ! Car vous ne vous trouvez pas spécialement grosse, mais plutôt disproportionnée.

Nous vous donnons dans ce livre les explications les plus récentes validées par les études scientifiques, pour que vous compreniez les mécanismes à l'œuvre – cela vous évitera de faire des jeûnes et des grèves de la faim parfaitement inutiles à l'avenir. Et aussi, bien sûr, les solutions pour atteindre enfin votre objectif. Pour une mise en pratique structurée, planifiée et donc un maximum de chances de réussite, nous vous recommandons de suivre notre programme de 28 jours à la lettre. À l'issue de ces 4 semaines, une taille de jupe ou de pantalon en moins, garantie !

1. POURQUOI C'EST DIFFICILE DE MAIGRIR DU BAS ?

Parce que la nature s'y oppose. Parce que le poids du bas du corps n'étant pas dangereux pour la santé, l'organisme y concentre le maximum de graisses de stockage, une réserve dans laquelle il piochera en cas de besoin – grossesse, allaitement, manque de nourriture... Parce que génétiquement vous êtes hyper-bien conçue pour résister à une famine ou des agressions diverses. D'un point de vue « espèces et survie », vous avez donc la silhouette parfaite, celle que l'on surnomme « en poire » : fine en haut (poitrine, tronc), moyenne au milieu (ventre), voluptueuse en bas (hanches, cuisses, fesses). C'est une silhouette typiquement gynoïde (féminine). Dès à présent, il faut savoir que certaines choses sont améliorables, comme vos fesses, vos cuisses, vos genoux, mais d'autres ne le sont pas : si vous avez les hanches larges, elles resteront larges. Aussi, fixez-vous un objectif raisonnable, sinon vous serez déçue. Petit à petit – très rapidement en fait –, vous constaterez exactement la transformation ci-dessous dans votre miroir. Eh oui ! c'est parfaitement possible, même si vous êtes sceptique : pourquoi ce résultat serait-il réservé aux autres ?

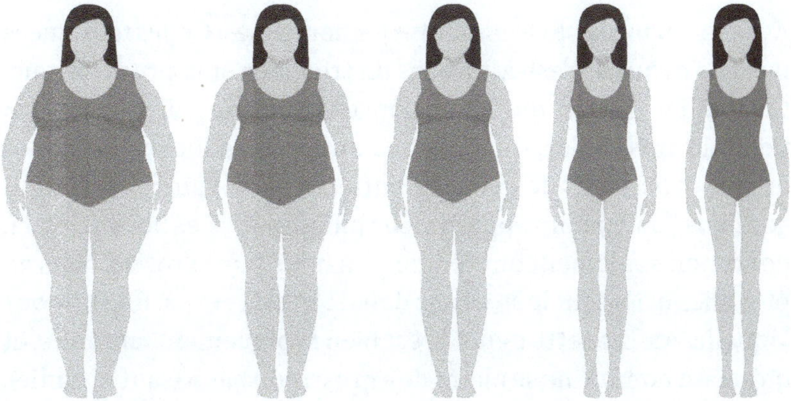

Ce qui est important à retenir : les mécanismes qui nous font grossir du haut ou du bas sont différents. L'impact santé et esthétique aussi. Non seulement la graisse « du haut du corps » (notamment autour du ventre) est néfaste pour le cœur, mais encore, celle du « bas du corps » serait, au contraire, plutôt protectrice pour la sphère cardiaque. Ce qui explique peut-être en partie qu'il soit si difficile de s'en débarrasser puisque le corps s'en sert pour se protéger : il la choie. Si, globalement, cela ne change pas grand-chose par rapport à la stratégie minceur générale puisque personne n'a envie de maigrir de manière difforme (qui voudrait être maigre du bas mais gros du haut ?), en revanche, c'est très utile pour adapter les recommandations alimentaires, physiques et tout ce qui en découle.

2. COMMENT LA NATURE S'OPPOSE-T-ELLE À LA PERTE DES RONDEURS « EN BAS » ?

Avec son arme la plus puissante : les hormones. Celles fabriquées par nos ovaires, c'est-à-dire les œstrogènes et la progestérone. Ce sont les mêmes qui nous plongent dans des affres avant ou pendant nos règles, dirigent nos humeurs, sont responsables de nos problèmes de peau, rétention d'eau et autres seins qui gonflent, juste pour rappel de leur puissance ! Ces hormones-là, donc, non seulement ont tendance à nous faire grossir, mais en plus elles orientent le stockage dans le bas du corps. Raison pour laquelle la silhouette gynoïde est bien typiquement féminine, et qu'aucun homme ne se plaint de « grossir du bas » (sauf maladie).

3. QUELS SONT LES 3 GRANDS PRINCIPES ALIMENTAIRES POUR S'AFFINER DES FESSES, DES CUISSES ET DES HANCHES ?

Quelque chose qu'il faut bien comprendre une fois pour toutes : les régimes drastiques, sans sucre et basses calories, ne sont absolument pas faits pour vous. Vous risquez avec eux, en quelque sorte, d'aggraver votre cas : vous allez maigrir, oui, mais du haut, accentuant cette difformité que vous cherchez à combattre. En revanche, mieux contrôler sa consommation de sucre et de sel, oui, bien sûr que oui, il le faut.

Il n'est pas question de contrer la nature, la bataille serait perdue d'avance. De plus, vous ne devez pas réfléchir en termes d'aller « contre votre corps », ce n'est pas une guerre que vous allez vous livrer ! En revanche, vous pouvez et devez choisir :
① *des aliments qui n'ont qu'un faible pouvoir de stockage* (légers) ;

② *des aliments anti-rétention d'eau* (pauvres en sucre, sel, et riches en potassium) ;
③ *d'éviter de stimuler encore le processus de stockage* (réduire le sucre, arrêter l'alcool).

Au-delà de ces conseils de base, une multitude de petits outils peuvent vous aider à atteindre votre objectif, comme... :

- *augmenter votre consommation de fibres,* qui aident à contrôler l'appétit et capturent une partie du sucre et du gras ;
- *augmenter votre consommation d'herbes aromatiques et d'épices,* qui parfument les plats tout en aidant à manger moins de sel et de sucre ;
- *veiller à bien « nourrir » votre flore intestinale,* car un bon transit est indispensable à une bonne élimination ;
- *boire beaucoup d'eau* car sur un principe d'osmose, l'eau attirant l'eau, seule une hydratation suffisante peut vous aider à réduire votre rétention d'eau... même si cela paraît à première vue paradoxal.

Autant de mini-fronts sur lesquels lutter, et qui vous apporteront la victoire.

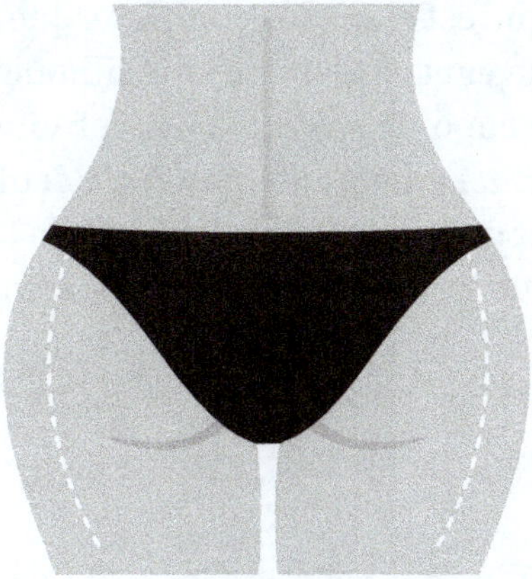

4. QUELS EXERCICES PHYSIQUES FAIRE POUR FONDRE DU BAS ?

Soyons réalistes : la marche ou autre activité douce et non ciblée sera insuffisante pour ce que vous souhaitez faire. Marcher, pédaler, jardiner, c'est génial pour le corps, les muscles, l'humeur, ça aide à contrôler sa silhouette... du haut. Mais c'est insuffisant pour déstocker « en bas ». Même si nous sommes bien d'accord que c'est infiniment mieux que rien, dans la mesure où marcher active la pompe naturelle sous le pied, et améliore donc la circulation sanguine, donc l'élimination.

Maintenant, l'excellente nouvelle : certains exercices ciblés peuvent porter leurs fruits, à condition d'être répétés très régulièrement, dans l'idéal chaque jour. L'idée : combiner ceux qui sont « brûle-graisses » + ceux qui affinent + ceux qui tonifient et renforcent les muscles. Pour les initiés, avec pour objectif une efficacité maximale, il faut donc associer le renforcement musculaire ou l'activité d'endurance, cardio.

On a longtemps considéré le sport peu utile car juste bon à « brûler des calories ». C'est de l'histoire (très) ancienne tout cela. L'activité physique est bien plus complexe que cela et indispensable pour retrouver et garder une jolie silhouette. Il s'agit, dans le cas qui nous occupe, de pratiquer des activités qui *contractent modérément mais longtemps les muscles.* Résultat : un meilleur retour veineux et une super-circulation de la lymphe, donc une élimination accrue, notamment des liquides stagnants « en bas ».

Attention : après un entraînement, on ne s'étire pas tout de suite sinon on risque de perdre une bonne partie du bénéfice. Le stretching, oui, mais à une heure ou deux de distance, c'est encore mieux !

Vous retrouverez tous nos conseils dans la deuxième partie de ce livre, ultra-ciblés pour les fesses, les hanches et les cuisses (p. 37).

Par ailleurs, plusieurs activités physiques, notamment à pratiquer dans l'eau – aquagym, natation, aquajogging, aquabiking – peuvent eux aussi donner des résultats spectaculaires, là encore à condition de les pratiquer avec assiduité et de se donner « à fond ». Vous verrez fondre vos rondeurs à vue d'œil et, en plus, ces sports s'attaqueront très efficacement à la cellulite. Bonus non négligeable ! Nous vous en parlerons aussi plus loin.

N'oubliez pas que, comme de très, très nombreuses femmes, vous êtes probablement prédestinée génétiquement à « grossir du bas ». Il n'y a pas de fatalité mais, pour vous, il est indispensable de veiller à ne pas reprendre les habitudes alimentaires qui font stocker dans le bas du corps (sucre notamment), sinon il faudra tout reprendre à zéro.

Et pour des effets visibles instantanément, on mise sur de petites astuces toutes simples (postures, vêtements…). Vous trouverez plein de conseils au fil de notre programme.

5. QUEL RAPPORT ENTRE LE SURPOIDS « EN BAS » ET LA CELLULITE ?

Il n'y a pas vraiment de rapport entre la cellulite et le surpoids, puisque près de 80 voire 90 % des femmes ont de la cellulite. Aussi, la déception est grande de suivre un régime et de constater que, certes, on maigrit, mais que la cellulite reste là, et devient même parfois plus visible au fil de la perte de poids puisque la peau est moins tendue. En fait, elle se comporte un peu comme un drap, comme un voile qui aurait une vie propre et qu'on ne saurait dompter. Là où les choses se compliquent, c'est que les raisons de la présence de cette cellulite sont différentes selon les femmes : certaines par manque d'activité physique, d'autres pour cause de gènes, d'autres encore parce qu'elles font de la rétention d'eau. De plus, il existe différents types de cellulite : adipeuse (voir « Culotte de cheval », p. 26), fibreuse, aqueuse, ou encore un mix de tout cela... La première, molle et indolore, est liée au surpoids, aux hormones, à notre « surpoids du bas » ; la seconde est ancienne et fibrosée, douloureuse, nécessite des moyens mécaniques pour être délogée ; la troisième est directement consécutive à la rétention d'eau, aux jambes lourdes et autres chevilles gonflées. La mixte est, comme son nom l'indique, une combinaison de deux voire des trois.

Bref : à problème commun et terriblement banal, solutions multiples. Dans ce livre, nous considérons que vous cherchez à vous affiner du bas ET à atténuer votre cellulite, dont nous nous occupons aussi dans votre programme. En effet, il s'agit de perdre du poids ET de tonifier les muscles (sans cela, vous n'arriverez à rien de rien) ET de mobiliser les cellules graisseuses/assouplir la peau fibrosée/extraire le liquide stagnant avec les bons gestes d'automassage.

6. PERDRE DU POIDS, C'EST L'OBJECTIF ?

Non. Pas vraiment. L'objectif c'est de perdre de la graisse, surtout ! En effet, on peut parfaitement peser le même poids que sa voisine tout en ayant une composition corporelle différente.

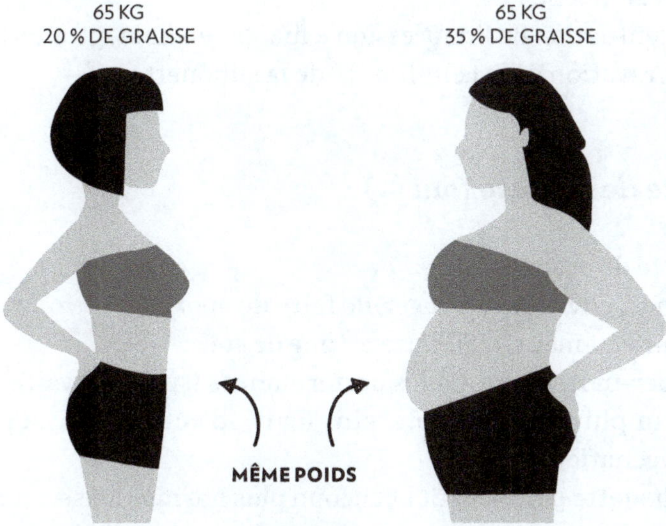

Aussi, pas besoin d'utiliser la balance, ne vous pesez surtout pas chaque matin, cela n'a aucun intérêt. Ce qui compte, c'est l'aspect général du corps. En d'autres termes, c'est de rentrer dans un jean qui ne vous acceptait plus, ou d'arriver à enfiler un collant qui refusait de monter plus haut que les mollets. Le poids variera de lui-même, ne vous en souciez pas. Concentrez-vous sur votre programme, votre motivation, et laissez agir. Regardez bien ceci :

Perte de poids (non ☹)

= Perte de muscle, d'eau, de vitamines, de minéraux, de graisses.
= Fatigue/pas envie de se bouger, de faire du sport.
= Frustration, énervement, mauvais sommeil.
= Perte de motivation (je n'y arriverai jamais !).
= Peau, cheveux, ongles en mauvais état (à quoi sert d'être mince si on est moche ?).
= Accentuation de l'impression « maigre en haut, gros en bas ».
= Aggravation de la cellulite ET de la silhouette

Perte de graisse (oui ☺)

= Perte de graisses.
= Tonus, envie de se bouger, de faire du sport.
= Bonne humeur, meilleure estime de soi.
= Super-motivation, belles performances (sport, travail).
= Peau plus tonique, joli teint (car + d'activité physique et d'oxygénation).
= Silhouette petit à petit beaucoup plus harmonieuse.

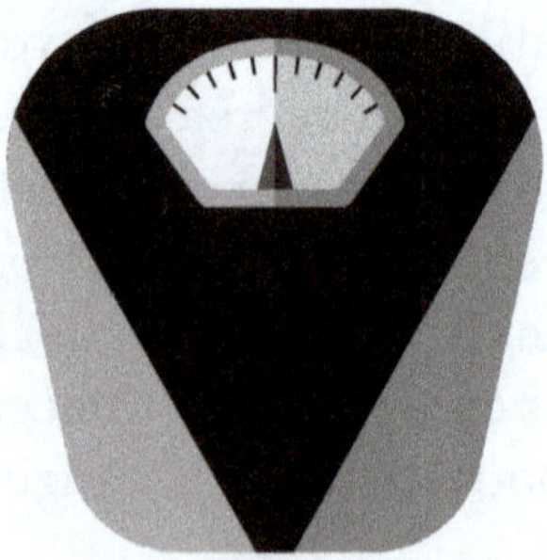

7. POURQUOI JE N'ARRIVE PAS À PERDRE DU BAS ?

On ne va pas se faire que des amies, mais pour nous, la réponse est claire : c'est parce que vous ne faites pas ce qu'il faut. Autrement dit, vous êtes responsable. Oui, vous êtes responsable de votre corps, de ce que vous mettez dedans, de si vous le bougez ou non, vous êtes responsable de vos heures libres (à vous de voir si vous restez vautrée dans un canapé ou si vous vous remuez), de votre posture, vous êtes responsable du choix de rester debout dans les transports ou de vous précipiter sur un strapontin (alors que vous sortez de 8 heures de sommeil), c'est vous qui choisissez de prendre les escalators plutôt que les escaliers, d'appeler un taxi plutôt que de monter sur un vélo en libre-service pour parcourir 500 mètres. Alors oui, tout est fait pour orienter vos choix vers le moindre effort. Oui, tout est fait pour vous convaincre de cocooner plutôt que de transpirer. Mais observez autour de vous : certaines personnes restent debout dans le métro (alors qu'il y a des places assises), empruntent les escaliers (alors que les escalators fonctionnent), boivent leur café sans le sucrer, sortent se balader bien qu'il fasse frisquet, etc. C'est donc possible, puisqu'elles le font. Notre but n'est pas ici de vous culpabiliser d'une quelconque façon, mais de vous responsabiliser. On n'a qu'un corps, on n'a qu'une vie, c'est à vous de décider ce que vous en faites.

On peut tourner la chose dans tous les sens, avancer des millions de raisons et d'excuses – « C'est de famille », « Je n'ai pas le temps », « Tu verras quand tu auras eu des enfants », « Je ne peux pas m'empêcher de manger ceci ou cela », « Je ne peux pas aller au cinéma sans boulotter un pop-corn XXL », « Manger ça me calme », « Je n'aime pas l'eau, je préfère le soda », « On ne peut pas tout s'interdire dans la vie », « La vie est trop courte pour s'imposer des régimes », « Je ne peux pas faire du sport j'ai mal au dos », « La piscine, beuuuuuark ! j'ai horreur du chlore », « La ville est trop polluée pour courir ou même marcher », « Je n'ai plus 20 ans j'en ai 40, tu verras quand tu auras mon âge », « Je n'ai pas les moyens de m'acheter des super-chaussures/de me payer un coach », « Il fait trop froid, je ne sors pas, je ne veux pas attraper la crève »... On peut continuer comme ça à l'infini. Toutes ces excuses, donc, c'est vous qui voyez. Mais clairement, tant que vous ne vous rendrez pas compte que ce sont des remparts que vous mettez entre vous et votre objectif, vous n'arriverez à rien. Changer de silhouette implique de changer des choses dans votre vie quotidienne. Obligatoirement. Vous pouvez lire autant d'articles que vous voulez sur Internet, du style « 5 exercices de respiration pour déstresser et perdre du poids », « Les 8 choses que vous devriez faire et que vous ne faites pas », « Comment maigrir du bas sans sport, sans régime et sans effort », mais vous connaissez déjà les résultats.

Donc, si vous n'êtes pas encore convaincue qu'il faut « y aller », si vous n'avez pas la motivation nécessaire pour réellement tout mettre en œuvre et réussir, fermez ce livre. Vous le rouvrirez plus tard. Mais aujourd'hui, c'est inutile : vous allez bricoler, prendre un conseil p. 38, modifier une demi-chose de votre petit-déjeuner, soupirer que vous commencerez demain... et ça n'ira pas plus loin. Ce qu'il faut faire, ce n'est pas avancer des excuses, c'est agir. Commencer votre programme et vous y tenir. Le faire, jusqu'au bout. Et recommencer, tant que vous ne serez pas satisfaite du résultat. Encore. Oui, cela demande des efforts. Mais ils seront payants.

8. LE JOURNAL DE BORD EST-IL VRAIMENT UN OUTIL MAGIQUE ?

Oui, plutôt. Nous connaissons tous le principe du journal intime : ces pages, fidèles et muettes, auxquelles on confie nos joies, peines, petits et grands événements de la journée, pensées profondes ou anecdotes légères... Mettre par écrit les faits saillants de sa vie et de ses émotions est utile à bien des égards, mais avant tout pour ceci : on se libère et, plus tard, lorsque l'on se retournera sur tel ou tel épisode, on se dira : « Mais oui, j'en étais là, quel chemin parcouru depuis ! »

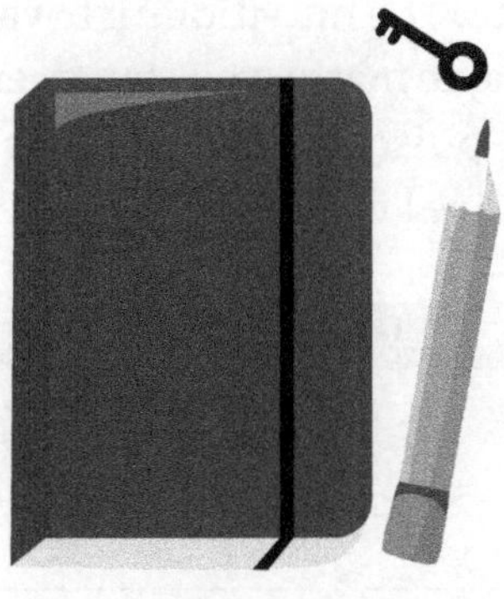

Il en va de même pour le journal « minceur » que chaque personne souhaitant maigrir devrait tenir. Vous trouvez cela bébête ? Un peu infantile ? Inutile ? Grossière erreur ! Sachez d'abord que le journal alimentaire est un outil extrêmement répandu chez les diététiciens-nutritionnistes. Comment ça marche ?

Le journal alimentaire

Avant la toute première (ou deuxième) séance, la plupart des diététiciens-nutritionnistes vous demanderont de noter sur une feuille tout ce que vous avez mangé et bu dans la journée, et ce sur plusieurs jours. C'est essentiel pour que l'expert se rende compte exactement de ce que vous avalez, la prise de notes étant bien plus fiable qu'un entretien oral basé sur les souvenirs, lequel donne généralement à peu près ceci : « Oh ! vous savez je mange plutôt bien, plutôt équilibré. » Le journal alimentaire, donc, est le juge de paix, celui qui délivre les *faits* et non les *impressions*. Un exemple : vous avez *l'impression* de bien faire en buvant chaque matin un grand verre de jus d'orange, car vous vous dites « Je consomme des fruits ». Le nutritionniste va tout de suite tiquer en calculant que chaque matin, vous buvez en réalité une grande quantité de sucre – puisque telle est hélas la réalité du jus de fruits –, ce qui peut être l'une des raisons de votre prise de poids.

ALIMENTS	QUANTITÉ	FAIM – HUMEUR
Petit-déjeuner		
Déjeuner		

ALIMENTS	QUANTITÉ	FAIM - HUMEUR
Collation		
Dîner		

Le journal de bord

Nous ne faisons pas que manger dans la journée (enfin, espérons-le !). Le rythme général, avec notamment une activité physique harmonieusement répartie, compte tout autant que l'alimentation. Alors, là aussi, on note, on note... L'idée n'est pas de vous forcer à rédiger tous les jours de votre vie ce mouchard impitoyable, mais de vous aider à évaluer ce que vous mangez et buvez en vrai sur une journée, et surtout une semaine (1re étape), puis de quantifier ensuite vos progrès lors des semaines suivantes, lorsque vous allez suivre nos conseils et notre programme (2e étape). Il ne s'agit pas d'être parfait, mais de se rapprocher du modèle très détaillé suggéré ci-après :

UNE JOURNÉE « ACTIVITÉ PHYSIQUE » IDÉALE TYPE	
7:30 (réveil)	Verre d'eau à température ambiante.
7:35	Étirements rapides, comme un chat, encore dans la chaleur du lit.
7:40	Douche normale + finish à l'eau fraîche sur les pieds et les jambes. Automassage ou exercices selon les jours.
8:00	Petit-déjeuner (tranquille, au calme, pas de télévision ni d'écran de tablette, smartphone...).
8:30	Marche, vélo, trottinette. Ou au minimum les 100 pas en attendant le train/métro/bus. Ou au mini-mini-minimum, du gainage en attendant vos transports.
9:00 – 12:30	En cas de travail assis, veiller à se lever si possible toutes les 30 minutes pour faire quelques pas. Si c'est toutes les heures, c'est mieux que rien. Boire 1 grand verre d'eau ou 2.
12:32 – 12:45	Quelques pas avant d'aller déjeuner.
12:45 – 13:15	Déjeuner.
13:17 – 13: 30 (ou 14:00 si le temps !)	Balade, courses, shopping...
14:00	En cas de travail assis, veiller à se lever si possible toutes les 30 minutes pour faire quelques pas. Si c'est toutes les heures, c'est mieux que rien. Boire 1 grand verre d'eau ou 2.
18:30	Marche, vélo, trottinette. Ou au minimum les 100 pas en attendant le train/métro/bus. Ou au mini-mini-minimum, du gainage en attendant vos transports. Deux fois par semaine, filez à la salle de sport (ou à la piscine) pour 1 heure de « vrai sport » : cardio, rameur, vélo elliptique, tapis...
19:30	Préparation du dîner – sans télévision ni écran.
20:00	Dîner.
21:00	Balade de 1 heure, ou piscine, ou yoga, étirements... Les jours de flemme, bain, lecture, coloriage, couture... : temps calme et/ou créatif.
22:30	Coucher, lecture – pas d'écran : ni télévision, ni jeu sur la tablette, ni smartphone, ni même liseuse à écran éclairé.
23:00	Extinction des feux

VOTRE JOURNÉE	
7:30 (réveil)	
7:35	
7:40	
8:00	
8:30	
9:00 – 12:30	
12:32 – 12:45	
12:45 – 13:15	
13:17 – 13: 30 (ou 14:00 si le temps !)	
14:00	
18:30	
19:30	
20:00	
21:00	
22:30	
23:00	

UNE JOURNÉE « ALIMENTATION » IDÉALE TYPE	
7:30 (réveil)	• Un jus de citron dans de l'eau chaude (1 volume de citron pour au moins 3 volumes d'eau)
8:00	**Petit-déjeuner** • 1 thé vert ou noir (sans sucre) • 2 tranches de pain complet légèrement tartinées de purée d'amande • 1 compote sans sucre ajouté • Yaourt au lait de soja
12:45 – 13:15	**Déjeuner** Rillettes de maquereaux Aiguillettes de canard, pomme fruit au four Fromage blanc, coulis de fruits rouges sans sucre ajouté
16:00	**Collation** • 1 verre de boisson drainante ou tisane maison + (facultatif) : • 1 pot de fromage blanc • 1 compote de fruits sans sucre ajouté
20:00	**Dîner** • Tomates cerises • Pavé de cabillaud, fenouil braisé au curry • Pomme meringuée light

VOTRE JOURNÉE	
7:30 (réveil)	
8:00	**Petit-déjeuner**
12:45 – 13:15	**Déjeuner**
16:00	**Collation**
20:00	**Dîner**

Donc, toute première étape : photocopier les pages 23 et 25 en 7 exemplaires, et les remplir durant les 7 prochains jours. Essayez de les garder toujours avec vous pour y consigner au fur et à mesure la moindre cacahuète avalée. Si vous vous contentez d'un bref compte rendu le soir, vous risquez d'en oublier la moitié, de minimiser les quantités avalées, et tout sera faussé.

9. LA CULOTTE DE CHEVAL C'EST QUOI EXACTEMENT ?

Une galère, assurément, pour celles qui en souffrent. Concrètement, il s'agit d'un amas graisseux concentré autour du bassin et des hanches. Elle s'accompagne le plus souvent de cellulite adipeuse – concentrée donc au niveau de cette même culotte de cheval mais aussi des fesses, des cuisses et des genoux. Et a tendance à rester où elle est puisque l'organisme en recherche d'énergie (pendant le sport par exemple) préfère puiser dans les graisses du haut du corps, à la fois plus facilement accessibles et aussi plus dangereuses pour la santé. La culotte de cheval, c'est exactement ce contre quoi nous luttons pied à pied dans ce livre. Pour s'en débarrasser, modifier son alimentation est indispensable ne serait-ce que pour éviter de l'aggraver ; mais insuffisant, assurément. Muscler et faire travailler toute la zone des fesses, jambes, hanches est fondamental pour mobiliser et atténuer l'amas graisseux.

10. FAUT-IL MANGER « LOW CARB* » POUR PERDRE DU POIDS ?

C'est la folie de ces dernières années, hyper à la mode : on fuit le sucre comme la peste. Régimes paléo, cétogène, protéiné, métabolique… la plupart des diètes minceur « récentes » sont basées sur ce même principe : moins de sucre. C'est logique et fondé dans un sens, car le sucre fait effectivement grossir (pour résumer) et, en plus, met en route des mécanismes qui eux-mêmes facilitent la prise de poids. Un vrai cercle vicieux. Cependant, si

* Low carb = pauvre en glucides.

réduire les desserts, crèmes glacées et autres boissons sucrées coule de source, ce n'est plus si évident que cela pour les autres glucides, comme les légumes secs, les céréales complètes, les fruits, le pain... Évidemment, « couper » drastiquement dans « le sucre », signifie concrètement consommer beaucoup moins de calories, car non seulement moins de sucre, mais également moins de graisses puisque le sucre se niche souvent dans des aliments sucrés et gras (barres chocolatées, biscuits, gâteaux, café latte customisé...). Dans la foulée, on a tendance à stopper le pain, riche en glucides et en gluten – également mal considéré ces derniers temps –, la farine et tout ce qui contient du gluten (et des glucides, donc). Les puristes adeptes du « paléo » et du « no carb » éliminent même les lentilles et autres haricots secs pour d'autres raisons.

Il reste en gros la viande, les œufs, le poisson, les légumes verts et les noix. Le résultat est vite probant, pour ne pas dire spectaculaire. Las. Cela marche à court terme, comme presque tous les régimes. Le fait est là : on s'allège, donc, on s'affine, on se sent mieux, on digère mieux, les paramètres biologiques (glycémie, pression artérielle, cholestérol...) s'améliorent. Bref, tout va merveilleusement bien dans le meilleur des mondes. D'autant que ce nouveau mode alimentaire implique obligatoirement d'abandonner les plats préparés ainsi que la majorité des produits industriels du fait d'étiquettes à rallonge, avec bien souvent un, voire deux, voire trois sucres dans la composition, même pour les préparations salées.

On mange donc mieux quand on mange moins de sucre, c'est indéniable. Et c'est très bien. Cependant, sur le moyen et long terme, à moins de réintroduire les glucides ET les graisses, les choses vont se compliquer. On ne parle pas seulement de frustration, qui viendra inévitablement s'inviter à votre table, vous menaçant des pires craquages honteux que vous ne voulez même pas imaginer. On parle de « mur » auquel l'on viendra forcément se heurter, avec, à l'horizon, comme un petit blocage minceur… et un risque élevé de reprise de poids.

En deux mots, le régime sans glucides (et sans gras) n'est pas la solution, ni pour la santé, ni pour la ligne, en tout cas ce n'est pas la solution pour tous. En effet, les glucides n'alimentent pas seulement les cellules graisseuses, mais aussi les cellules musculaires (nécessaires à la pratique d'une activité physique), celles du cerveau, de la glande thyroïde, des surrénales… autant d'organes cruciaux pour perdre du poids ! S'ils fonctionnent mal, on arrête de maigrir et, inexorablement, l'aiguille de la balance remonte. Alors, bien sûr, il faut garder les bonnes habitudes acquises : laisser tomber les préparations industrielles en général, ce qui inclut les produits ultra-transformés comme les céréales du petit-déjeuner (hors flocons d'avoine et mueslis), les biscuits apéritifs, plats préparés, salades traiteur, desserts laitiers… Mais pour le reste, le retour à une alimentation variée, équilibrée, apportant des céréales, des légumineuses, des fruits et autres « bases » de l'alimentation saine est plus que recommandé.

On répète : seule une alimentation équilibrée, c'est-à-dire apportant des protéines mais aussi des glucides et des graisses, vous permettra de contrôler votre poids sur le long terme.

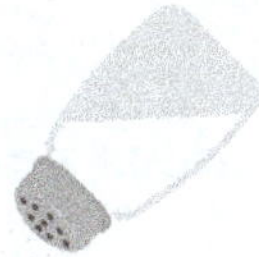

11. POURQUOI FAUT-IL SE MÉFIER DU SEL ET DES ALIMENTS SALÉS ?

Le sel ouvre l'appétit, en plus pour des aliments souvent riches en gras (biscuits apéritifs, fromage...). Résultat : on mange *trop*, et on mange *trop gras*. Pire, le sel attire l'eau à lui, faisant « gonfler » en plus de faire « grossir » : super ! surtout si vous avez tendance à faire de la rétention d'eau et de la cellulite aqueuse. N'importe quel nutritionniste vous dira qu'il est possible de perdre plusieurs kilos rien qu'en réduisant sa consommation de sel. Certes, ce sont des kilos d'eau... mais pas seulement. En effet, lorsque l'on mange moins salé, on se contente de moins d'aliments. Au total, chaque repas est moins calorique, et on perd du poids tranquillement, sans se priver, sans y penser. Efficacité garantie !

C'est l'une des raisons pour lesquelles il est indispensable de manger moins de plats préparés : de loin, le plat semble compatible avec un menu minceur que vous prépareriez chez vous mais, en réalité, il est plus salé et souvent plus gras. Une fois de temps en temps, ce n'est pas grave, mais à chaque repas, toute l'année, c'est une catastrophe.

Enfin, le sel retient l'eau, c'est là l'un de ses avantages majeurs. Mais aussi l'un de ses inconvénients ! Si vous avez tendance à gonfler, c'est que votre corps retient trop d'eau. Que ce soit chronique (mauvaise circulation) ou ponctuel (par exemple avant les règles), c'est fatigant pour lui, désagréable et inesthétique pour vous. D'autant que la rétention d'eau est une voie royale pour la cellulite. N'aggravez pas les choses en mangeant ou en buvant trop salé !

100 idées pour assaisonner autrement votre assiette

Sans forcément se mettre aux fourneaux, on a parfois juste envie d'une simple assiette de pâtes fumantes ou d'une petite salade de tomates vite faite. Comment l'assaisonner sans passer obligatoirement par la case beurre ou vinaigrette toute prête ? La réponse dans ce merveilleux tableau qui a réponse à tout !

ALIMENT & SON ASSAISONNEMENT SUPER-MAGIQUE	
Agneau	Cumin, miel (gigot au four), herbes de Provence
Asperge	Zestes d'orange, crème de soja, citron
Aubergine	Ail, cumin, citron, ciboulette, coco râpée
Avocat	Ciboulette, coriandre, citron, graines germées
Betterave	Livèche, persil, ciboulette, ail pressé, cumin, huile d'olive, citron
Brocoli	Amandes effilées
Calamars	À la plancha, marinés avec ail, citron, persil, huile d'olive
Canard (magret)	Poivre vert, baies roses
Carottes râpées	Jus de citron, d'orange ou de pamplemousse, huile d'olive, gingembre frais râpé, graines de coriandre, coriandre fraîche, vinaigre de riz, citronnelle, cerfeuil
Carottes vapeur	Cumin, ciboulette, huile d'olive/de noix, persil, coriandre fraîche, estragon
Céleri râpé	Fromage blanc + jus de citron, ciboulette, ail ; huile d'olive, vinaigre
Champignons crus (de Paris)	Citron, ciboulette
Champignons cuits (poêlés)	Ail, persil, ciboulette
Choux de Bruxelles	Noisette de beurre, levure maltée, graines de cumin, de moutarde, crème de soja,

ALIMENT & SON ASSAISONNEMENT SUPER-MAGIQUE	
Chou cru (en salade)	Huile de sésame + vinaigre de riz, graines de sésame
Chou-fleur	Crème de soja/crème classique, curry, graines de kasha, amandes effilées grillées
Concombre	Sauce au yaourt + aneth, ciboulette ou menthe ciselés, graines de kasha
Coquilles Saint-Jacques/ pétoncles	Graines de sésame, pavot, citron
Courgettes	Cumin, curry, sautées avec ail et persil, vapeur avec de la crème de soja et du cumin ou du curry, en purée avec de la menthe ou de la coriandre ciselées
Dinde (escalope)	Baies roses, herbes fraîches ciselées, crème de soja/ crème classique. Cuisson recommandée : avec un peu d'huile dans une poêle pour une saveur grillée qui se suffit à elle-même
Épinards cuits	Muscade, crème de soja
Épinards crus	Vinaigre balsamique, huile de noix
Haricots blancs	Cumin (moulu mais aussi en grains)
Haricots rouges	Cumin, piment d'Espelette, concassée de tomate (fraîche)
Haricots verts	Cerfeuil, estragon, ciboulette, persil, ail
Lentilles	Cumin, thym
Maïs (épi grillé, pas le maïs en boîte !)	Noisette de beurre fondu, paprika
Œuf coque	Curry, pavot, mouillettes de pain (sans sel) et beurre doux
Omelette	Dés de tomate fraîche, ciboulette, curcuma, graines germées, poudre de tomate
Œuf plat	Paprika, cumin, sumac, curry, ciboulette
Œuf dur	Sauce au fromage blanc et aux herbes

ALIMENT & SON ASSAISONNEMENT SUPER-MAGIQUE	
Pâtes	Muscade, poivre, noisette de beurre, huile d'olive, concassée de tomate (fraîche), levure maltée, poudre de tomate
Poireaux (froids)	Huile d'olive, citron, persil, ciboulette, aneth
Poireaux (chauds)	Crème de soja, cumin (en grains)
Pois cassés	Crème, noisette de beurre, carvi, thym
Pois chiches	Cumin, ail, citron, ciboulette, huile de sésame, paprika
Poisson blanc (colin, cabillaud...)	Toutes les fines herbes fraîches ciselées, huile d'olive, citron, poudre de tomate
Pommes de terre au four	Crème, ciboulette, poivre
Pommes de terre vapeur	Aneth, ciboulette, persil, noisette de beurre, filet d'huile d'olive
Potiron (soupe, purée)	Cumin, curry, jus et zestes d'orange, gingembre frais râpé, lait de coco
Poulet (vapeur)	Curry, paprika, lait de coco, ciboulette
Poulet (blancs à la poêle)	Cuisson recommandée : avec un peu d'huile pour une saveur grillée qui se suffit à elle-même
Poulet (rôti)	Herbes de Provence, ail, poudre de tomate
Purée de pommes de terre	Noisette de beurre, huile à la truffe (quelques gouttes suffisent !)
Quinoa	Huile d'olive, de noix, ciboulette, curcuma ; curry, paprika, poudre de tomate
Radis	À la croque dans du poivre moulu, de la ciboulette ciselée
Riz	Safran, curry, noisette de beurre, grains de cumin ou de fenouil, ciboulette, aneth, basilic, poudre de tomate
Saumon cru (carpaccio, tartare...)	Aneth, ciboulette, citron (vert/jaune), baies roses

ALIMENT & SON ASSAISONNEMENT SUPER-MAGIQUE	
Saumon cuit	Aneth, ciboulette, citron, graines de sésame, graines de pavot, coriandre
Salade verte	Graines de kasha, graines germées, noix, huile de noix, citron, vinaigre balsamique, huiles aromatisées (basilic, tomate...)
Salade composée	Graines germées, huiles et vinaigres aromatisés, graines de kasha, graines de sésame, graines de moutarde
Soupe de légumes	Trait de crème de soja, portion de fromage frais allégé à l'ail et aux fines herbes, lait, herbes fraîches ciselées, amandes effilées grillées (pour les veloutés)
Steak de bœuf	Piment d'Espelette, poivre moulu, graines de moutarde, fondue d'échalotes, basilic, ciboulette, persil... Cuisson recommandée : avec un peu d'huile dans une poêle pour une saveur grillée qui se suffit à elle-même
Steak haché	Poivre, basilic, ciboulette, persil, sauce tomate (maison). Cuisson recommandée : avec un peu d'huile dans une poêle pour une saveur grillée qui se suffit à elle-même
Tomate crue (en salade)	Poivre, ciboulette, vinaigre balsamique, huile d'olive, basilic ciselé
Tomate cuite (provençale)	Chapelure maison, herbes de Provence, poivre
Tomate (sauce)	Ail, basilic, herbes de Provence, paprika, piment, poudre de tomate (si, si !)
Veau (escalope)	Baies roses fraîchement moulues, crème. Cuisson recommandée : avec un peu d'huile dans une poêle pour une saveur grillée qui se suffit à elle-même

12. LES CRÈMES MINCEUR, ÇA MARCHE ?

Se tartiner de crème et constater des résultats immédiats, c'est vrai... dans les publicités à la télévision. Dans la vraie vie, les crèmes minceur peuvent donner un coup de main, mais ne feront pas tout le travail seules. Pour constater des résultats, il faut : 1. choisir des crèmes bien dosées en actifs ciblés comme la caféine ou ses dérivés, associés à des plantes drainantes et/ou des huiles essentielles désinfiltrantes (pamplemousse, citron, cèdre) ; 2. les appliquer régulièrement, matin et soir, pendant au moins une quinzaine de jours ; 3. ne pas se contenter de se tartiner en deux temps trois mouvements, mais bien travailler la crème en pétrissant les amas graisseux (oui, ça fait mal), en faisant rouler les bourrelets entre les doigts, pendant au moins 5 minutes. Avec une petite ventouse, comme proposé dans certains packs, c'est encore mieux. Dans ce cas, oui, ces crèmes (ou huiles) minceur apporteront de vrais bénéfices sur la fermeté de la peau, la cellulite, l'engorgement et la perte de centimètres.

En revanche, ne comptez pas sur elles si vous les appliquez mollement, allongée sur le canapé, un paquet de biscuits à la main ! Quand les graisses sortent des cellules grâce aux molécules actives, il faut qu'elles soient brûlées pour ne pas retourner s'y loger. Il est donc impératif de bouger. La bonne idée : appliquez votre crème le matin avant de partir travailler, avant une sortie à vélo ou une séance de gym... Idem pour les compléments alimentaires « spécial minceur » : ils donnent un coup de pouce pour déstocker et drainer, mais ne font pas de miracles. Si vous en choisissez, demandez conseil à un pharmacien ou un naturopathe, de façon à obtenir un produit ciblé. Évitez en tout cas les boissons soi-disant minceur drainantes aux goûts travaillés, qui contiennent pour certaines pas mal de sucre, d'édulcorants ou d'additifs peu recommandables. De simples ampoules de plantes d'orthosiphon, de reine-des-prés, de fucus... c'est bien mieux. Enfin, n'en profitez pas pour manger davantage (« Je prends des gélules, ça compense »).

Les 2 techniques esthétiques qui fonctionnent vraiment

Les instituts de beauté proposent tous des cures minceur utilisant des appareils sophistiqués : lipocavitation, saunas japonais, gym métabolique passive... Une technique assez récente se distingue : la cryolipolyse. Née des travaux de médecins américains au Wellman Center du Massachusetts General Hospital de Boston, elle a commencé à émerger dans les années 2000. L'idée : perdre du gras sans passer par la case bistouri grâce à une machine qui aspire un bourrelet graisseux dans une sorte de ventouse réfrigérante, puis l'expose à un froid intense. Les adipocytes étant vulnérables au froid, bien plus que les autres tissus adjacents (peau, vaisseaux sanguins...), 20 à 40 % d'entre eux sont éliminés définitivement après une séance, selon le processus naturel d'apoptose (mort naturelle des cellules). Pour voir le résultat définitif, on compte entre deux et trois mois, le temps que les cellules lésées lors du traitement soient éliminées par l'organisme.

Le candidat parfait ? Un individu mince mais présentant des zones rebelles très localisées, par exemple une culotte de cheval d'origine génétique, ou un ventre résistant aux régimes et à l'exercice physique. Il est aussi possible de traiter le double menton, les poignées d'amour, les plis du dos (au niveau du soutien-gorge), le pli sous-fessier...

Ce traitement efficace est pratiqué dans les cabinets de médecine esthétique mais aussi dans certains instituts de beauté et chez quelques rares nutritionnistes. Attention : dans le pire des cas, un appareil mal contrôlé peut provoquer des brûlures de la peau par le froid. Ou ne donner aucun résultat. Si vous choisissez de passer à l'acte, optez pour un cabinet sérieux (médical, paramédical ou nutri par exemple) : un médecin, un ostéo ou un expert vraiment consciencieux *peut* et *doit* examiner l'élasticité de la peau, l'épaisseur du pannicule adipeux, vérifier l'absence de contre-indications (cryoglobulinémie – présence de cryoglobulines dans le sang –, urticaire au froid ou hémoglobinurie paroxystique au froid – anémie hémolytique auto-immune rare –, maladie de Raynaud, hernie, grossesse et allaitement, port d'un dispositif électronique, eczéma, blessure ou inflammation de la zone traitée) et déterminer si le traitement sera efficace ou pas. Côté effets secondaires, les désagréments se limitent à des rougeurs après la séance, éventuellement de l'œdème pendant quelques jours, et une diminution de la sensibilité au niveau de la zone traitée pendant une ou deux semaines. Mais on garde en tête que la cryolipolyse ne peut en aucun cas remplacer un régime : en cas de surpoids, des mesures diététiques et sportives restent de mise.

Chapitre 2

Maigrir du bas, mode d'emploi et pas à pas

Votre désespoir se situe au niveau des hanches et des cuisses, des genoux ou des fesses ? Ou des trois ? Voici les solutions sur mesure, pour résoudre chaque problématique. Des conseils alimentaires, des « jours parfaits » pour vous donner un aperçu/ un échantillon de notre programme complet et, bien sûr l'exact exercice qui fera fondre, jour après jour, la zone rouge.

15 BASIQUES POUR MAIGRIR DU BAS

1. Marchez au moins 10 000 pas par jour

C'est la base ! Pour maigrir du bas du corps, il faut absolument solliciter l'ensemble des muscles du bas du corps. La marche est l'un des moyens, et même si elle ne suffit pas à éliminer les graisses « incrustées », c'est quand même le socle d'activité physique sur lequel il faut s'appuyer. D'abord parce que marcher permet d'activer la pompe à circulation sanguine, ensuite parce que mettre un pied devant l'autre fait travailler, mine de rien, hanches, genoux, mollets, fesses, cuisses, pieds, chevilles... bref, tout ce que l'on a envie d'affiner !

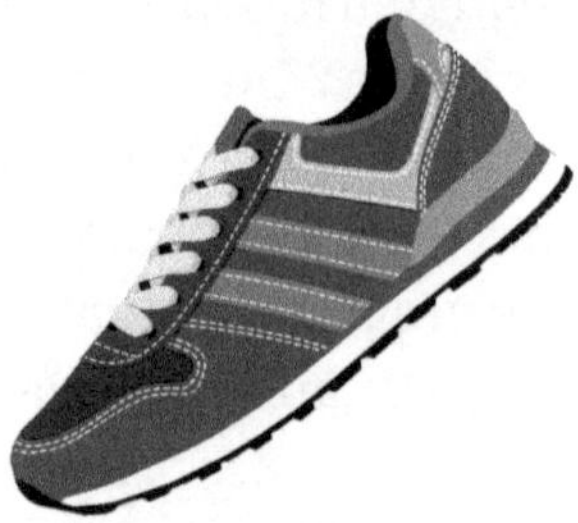

2. (Auto)massez-vous tous les jours le bas du corps

On l'a dit et répété, le massage, tout comme l'automassage, « dérange » les cellules graisseuses, aide à éliminer l'excès d'eau, à drainer, à faire circuler, à mobiliser le système lymphatique (nos éboueurs !), tout en tonifiant la peau, ce qui n'est pas négligeable. Mais à chaque partie du corps son geste. On ne masse pas les fesses comme l'intérieur des genoux. Quelle que soit la partie du corps que vous allez travailler, renforcez l'efficacité en associant le massage à l'application d'un mélange huile végétale + huiles essentielles comme ceux que nous vous proposons dans ce livre (p. 62).

3. (Auto)massez vos fesses

Pour un massage des fesses, allongez-vous à plat ventre et demandez au masseur de pétrir vos fesses une par une, fermement mais sans non plus vous faire mal. Comptez 1 minute par fesse. Puis demandez-lui de poser son poing sur votre fesse gauche et d'appuyer de tout le poids de son corps, tout en tournant un peu, comme pour « visser » ; idem sur la droite. 30 secondes par fesses.

OU

Pour un automassage des fesses, il vous faut un rouleau de massage. On en trouve à moins de 20 € dans les magasins de sport, de bien-être (Décathlon, Nature & découvertes...). Attention, nous vous recommandons d'enrouler une serviette autour lors des premiers usages car le rouleau peut surprendre par sa dureté, il fait « un peu mal » voire laisse quelques bleus... au début. Plus vous l'utiliserez, moins vous aurez mal, moins vous pourrez vous en passer !

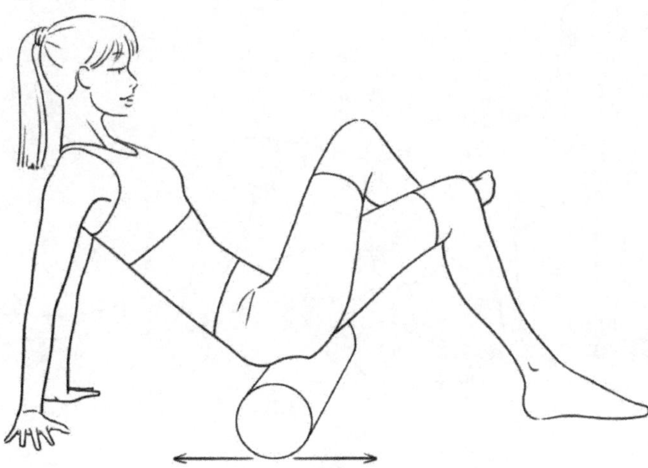

- Posez le rouleau sur le sol. Asseyez-vous dessus sur une fesse. Faites rouler doucement en vous aidant de votre bassin pour « pousser vers l'avant », et en gainant vos abdos tout en propulsant avec le talon pour retourner vers l'arrière : le mouvement va se mettre en place tout seul. Vous pouvez garder la jambe pliée ou la tendre, comme vous voulez (faites les deux pour un résultat encore plus complet). Si la première fois vous trouvez ça vraiment trop douloureux, appuyez-vous sur vos mains, ouvertes ou au contraire « en poing » sur le sol, à l'arrière, afin d'alléger le poids sur la fesse. Mais prenez garde à ne pas abîmer vos poignets !

4. (Auto)massez vos hanches

Massez vos hanches à l'aide du rouleau, d'un gant de crin ou d'une brosse nantie de picots de caoutchouc. Insistez assez longuement, plusieurs minutes chaque jour. Allez-y franco, il faut être ferme voire un peu brusque sinon il ne se passera rien.

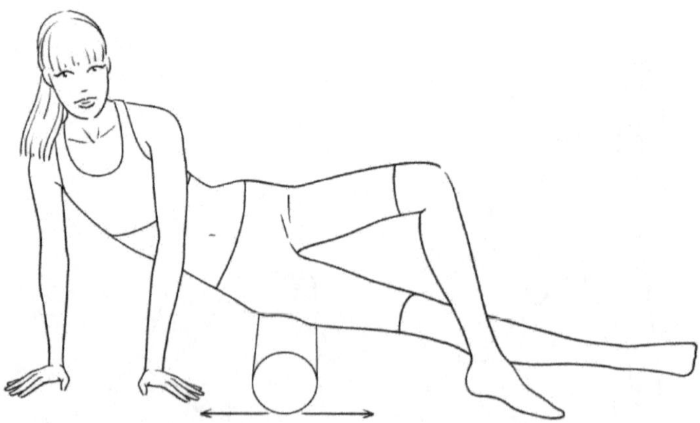

5. (Auto)massez vos cuisses, genoux, mollets, chevilles, pieds

Même logique : désinfiltrez, délogez, en adaptant vos gestes à chaque zone corporelle.

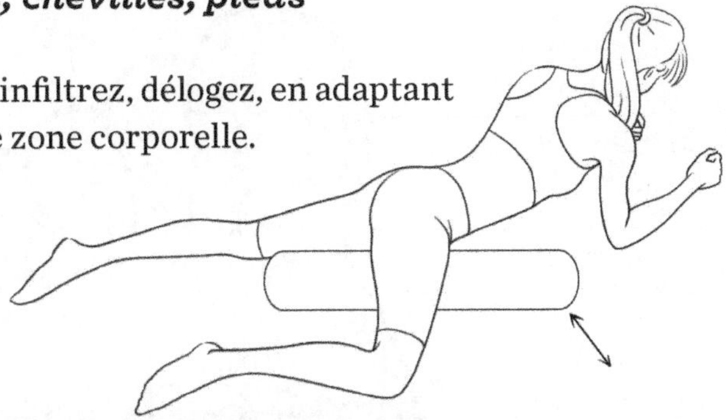

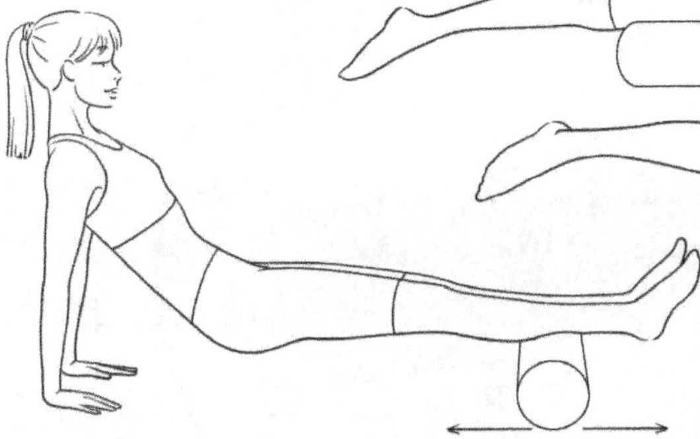

6. Stimulez toute la zone plantaire, sous le pied

Le plus simple pour cela : faire rouler son pied sur une balle de tennis ou autre balle à picots, tout en travaillant assis à son bureau par exemple. Laissez toujours traîner une balle dans le coin, cela deviendra un réflexe. L'idée principale : stimuler la circulation sanguine qui peine tant à cause de nos heures de sédentarité quotidienne (le corps n'est pas fait pour rester immobile !).

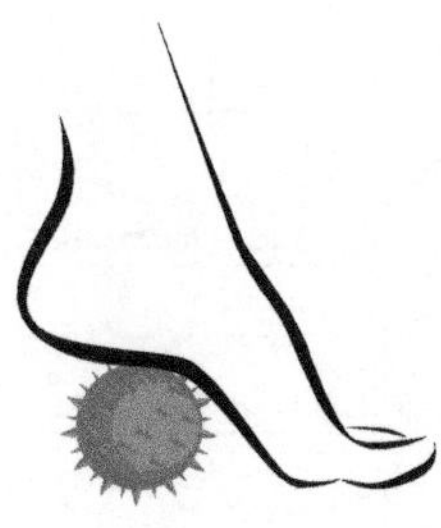

Bonus : on stimule également toutes les zones réflexes plantaires, qui correspondent à des points énergétiques sur tout le corps. Y compris les points minceur, anticonstipation, anticellulite ou tout ce que l'on cherche à stimuler pour perdre du poids ! Et puis, cela fait tellement de bien de sentir la tension se relâcher, le pied devenir souple, alerte.

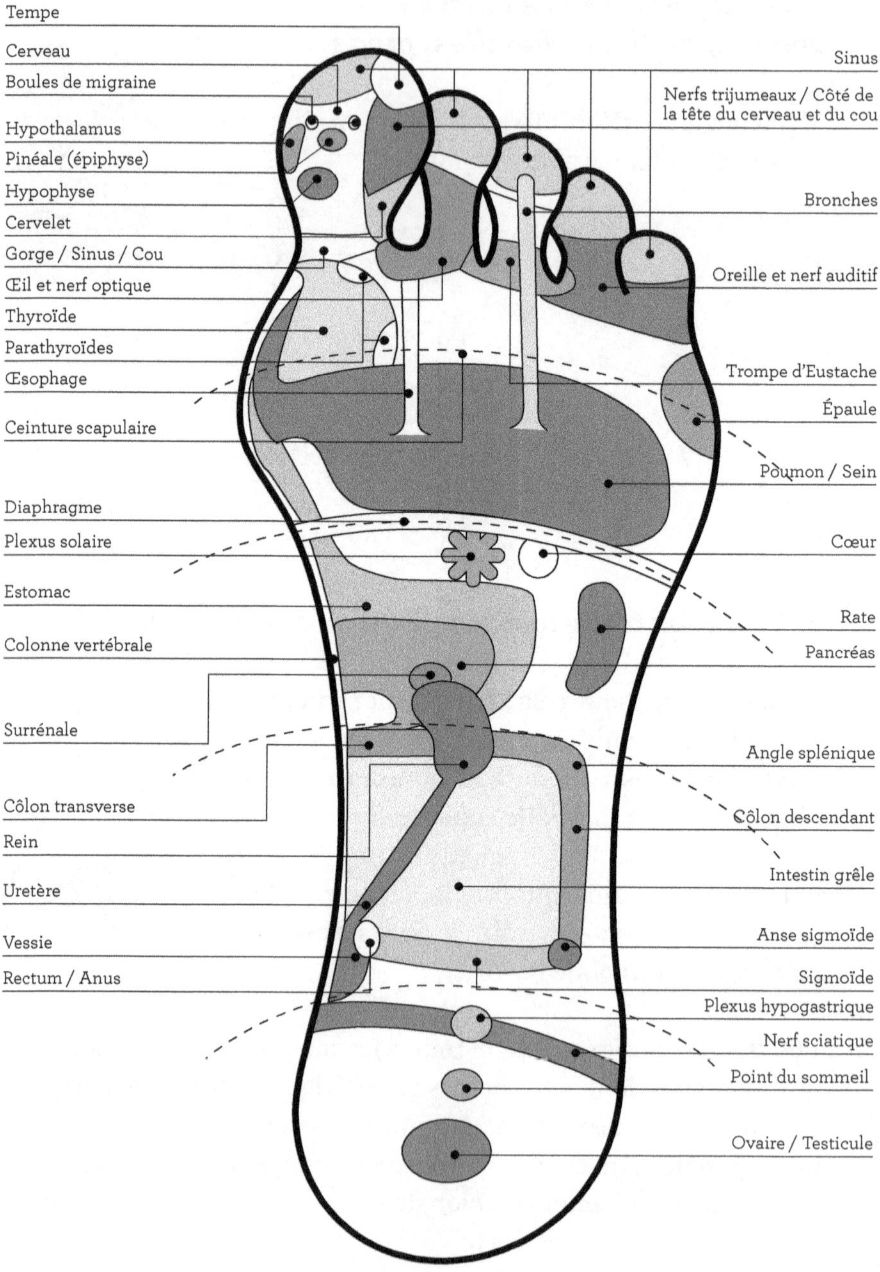
Tempe
Cerveau
Boules de migraine
Hypothalamus
Pinéale (épiphyse)
Hypophyse
Cervelet
Gorge / Sinus / Cou
Œil et nerf optique
Thyroïde
Parathyroïdes
Œsophage
Ceinture scapulaire
Diaphragme
Plexus solaire
Estomac
Colonne vertébrale
Surrénale
Côlon transverse
Rein
Uretère
Vessie
Rectum / Anus
Sinus
Nerfs trijumeaux / Côté de la tête du cerveau et du cou
Bronches
Oreille et nerf auditif
Trompe d'Eustache
Épaule
Poumon / Sein
Cœur
Rate
Pancréas
Angle splénique
Côlon descendant
Intestin grêle
Anse sigmoïde
Sigmoïde
Plexus hypogastrique
Nerf sciatique
Point du sommeil
Ovaire / Testicule

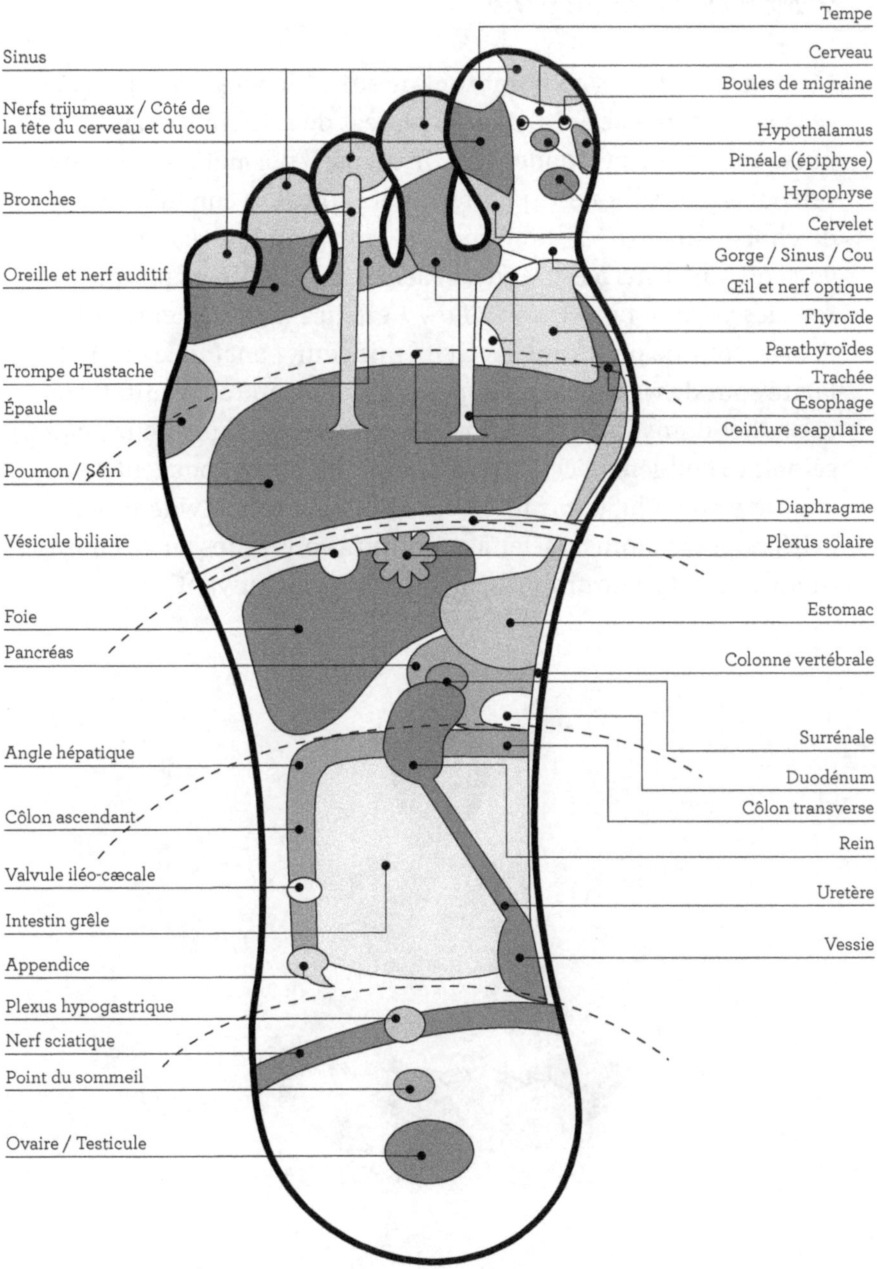
Sinus
Nerfs trijumeaux / Côté de la tête du cerveau et du cou
Bronches
Oreille et nerf auditif
Trompe d'Eustache
Épaule
Poumon / Sein
Vésicule biliaire
Foie
Pancréas
Angle hépatique
Côlon ascendant
Valvule iléo-cæcale
Intestin grêle
Appendice
Plexus hypogastrique
Nerf sciatique
Point du sommeil
Ovaire / Testicule
Tempe
Cerveau
Boules de migraine
Hypothalamus
Pinéale (épiphyse)
Hypophyse
Cervelet
Gorge / Sinus / Cou
Œil et nerf optique
Thyroïde
Parathyroïdes
Trachée
Œsophage
Ceinture scapulaire
Diaphragme
Plexus solaire
Estomac
Colonne vertébrale
Surrénale
Duodénum
Côlon transverse
Rein
Uretère
Vessie

7. Mettez-vous au yoga

Mettons les choses au point tout de suite : le yoga n'est pas, ne sera jamais une activité dont le but est de mincir. Cependant, puisqu'il agit en profondeur sur le corps, il permet pourtant de retrouver une silhouette plus ferme et élancée. À condition, déjà, de choisir un yoga dynamique. Le « yin » ou le « restorative » yoga ne pourront pas grand-chose pour vous. Misez plutôt sur tous les yogas « power » ou « flow » et allez-y carrément. Autre chose : comme pour toute activité minceur, constance et régularité sont de rigueur pour espérer un quelconque résultat. Un cours hebdomadaire ne suffira pas. 6 séances d'une heure par semaine semblent nécessaires pour que les choses bougent. Oui, vous avez bien lu, 6 fois une heure par semaine. Évidemment, cela peut être moins… si les autres jours vous faites autre chose (natation, vélo, running…). Car… lire le point suivant !

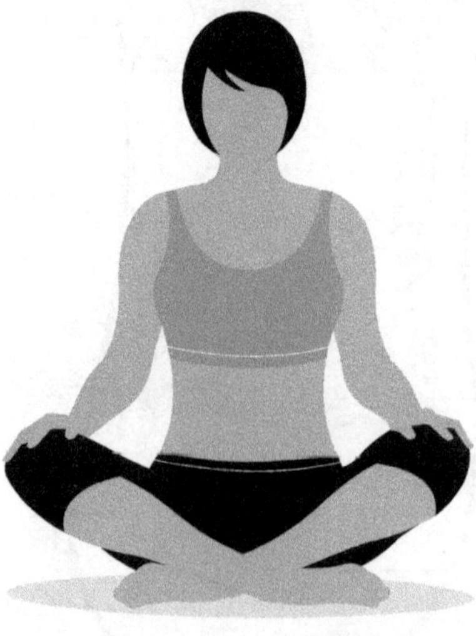

8. Engagez-vous, pour vous

Casez *chaque jour* dans votre planning un module d'activité physique (au sens le plus large). Nous venons de parler du yoga. On aurait aussi bien pu vous entretenir du Pilates, des étirements, de la marche active, du jardinage, de l'aquagym ou de toute autre activité physique, peu importe. Une seule chose compte : s'y mettre, et CHAQUE jour. Dites-vous bien que les histoires de « 5 minutes de marche par jour c'est déjà mieux que rien », c'est un leurre. Certes, c'est mieux que rien, mais honnêtement, soyons lucides. Si 23 heures par jour vous restez assise ou allongée, sans bouger ou presque, croyez-vous vraiment que 5 minutes de marche peuvent changer quoi que ce soit ? Il faut non seulement du dynamisme mais aussi de l'engagement. Si vous optez pour le running ou un autre sport « brûle-graisses », des séances plus courtes et moins fréquentes peuvent être OK. Mais une activité douce comme le yoga réclame toute votre attention. Alors, plutôt que de hausser les épaules en disant « Je n'y arriverai jamais/ Je n'ai pas le temps, etc. », demandez-vous comment font ceux et celles qui y arrivent ? Réponse : ils le font à la place d'autre chose. À la place de regarder la télé, de jouer à l'ordinateur, de travailler tard le soir, de dormir parfois (se lever une heure plus tôt, pourquoi pas après tout ? À condition de se coucher une heure plus tôt aussi afin de ne pas être en dette de sommeil !).

9. Si vous êtes du genre warrior, achetez une corde à sauter

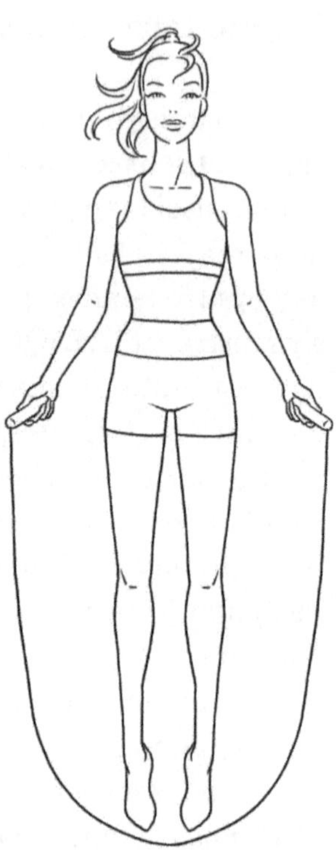

Et sautez. Rien d'autre à comprendre ou à savoir : ce simple accessoire qui coûte quelques euros suffit à obtenir un corps plus galbé et plus fin très vite. Rien de tel pour se muscler les fesses, le ventre, les cuisses. C'est vraiment génial ! Assez cardiaque donc pas pour tout le monde, mais... quand même accessible à la majorité. Comme d'habitude il faut juste « s'y mettre ». Une question de motivation plus qu'autre chose. Avec la corde à sauter, on soulève son poids, encore et encore, et c'est ce qui fait tout. Un peu comme en running d'ailleurs. Ce qui explique que ces deux disciplines soient reines pour s'affiner. Amusez-vous, sautez un pied après l'autre, puis à pieds joints, puis sur la pointe, puis sur un seul pied. Pas de corde et envie d'essayer tout de suite ? Essayez sans, c'est comme si vous en aviez une ! En plus, praticable par tous les temps, en tous lieux, et toutes saisons.

10. Utilisez une ventouse de massage/ d'automassage

Petit accessoire génial proposé par certaines marques (ex. : Celluli Vac® de Puressentiel), en compagnie généralement d'une huile de massage minceur (mélange d'huiles végétales et d'huiles essentielles), la ventouse agit comme la main d'un expert pour reproduire l'effet « palper-rouler » : elle aspire et relâche. Évidemment, elle ne remplace pas un massage par un homme (ou une femme !) de l'art mais a l'avantage de vous accompagner au quotidien, et cela, ça n'a pas de prix. On l'utilise aussi bien lors d'un massage manuel avec une huile ou une crème, que durant un bain ou une douche en compagnie d'une huile de douche comme lubrifiant. Car seul un travail quotidien portera ses fruits, on le dit, on le redit, on le répète. La ventouse, donc, s'emploie sur les zones rebelles, et sur peau non sensible. Pas question d'aller l'utiliser sur le fragile décolleté ni le « gras du bras » ! En revanche, elle est parfaite pour les fesses, les hanches, les cuisses, et combat avec une réelle efficacité la culotte de cheval. En bonus, une plus jolie peau au passage.

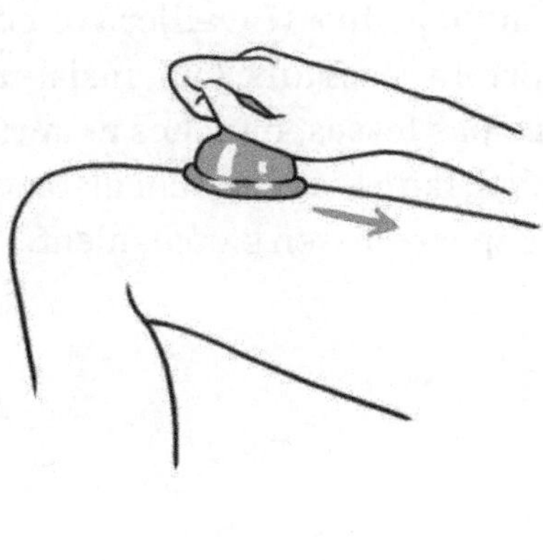

11. Après un massage ou un automassage minceur, buvez une tisane légère…

… afin de stimuler encore l'élimination des déchets apparus au fil des gestes. Pas de tisane sous la main ? Pas grave : un grand verre (minimum) d'eau, si possible tiède voire chaude, sera déjà excellent. La douche intérieure !

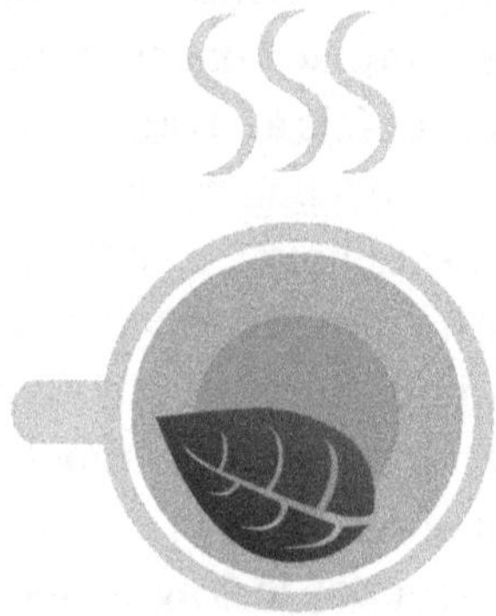

12. Pensez global

Ce n'est pas parce que vous trouvez « juste » vos cuisses moches et grosses qu'il faut « juste » travailler vos cuisses. Seule une action globale portera ses fruits. Oui, insistez sur vos cuisses. Mais ne délaissez pas fesses, hanches et autres genoux, vous avez un corps global, faites-le travailler globalement. Massez-le globalement. Occupez-vous-en globalement.

13. Comment s'habiller pour tricher et gagner une taille ?

Choisissez bien vos vêtements : de bonnes coupes ou de belles matières permettent d'affiner la silhouette en un clin d'œil !

Si vous avez une silhouette ronde de partout, que votre taille n'est pas spécialement marquée

- Une veste retroussée au niveau des coudes, qui va structurer la silhouette tout en cachant les hanches, et un pantalon droit.

Si vous avez des hanches rondes mais que votre taille est marquée

- Marquez la taille avec une jupe ou une robe, qui partira en évasé et « floutera » le bas du corps.
- Évitez les pantalons moulants.
- Proscrivez les tissus trop fluides qui soulignent toutes les imperfections.

Si vous avez une silhouette globalement fine, mais que vous avez de la poitrine et des hanches, des mollets, des cuisses et un visage un peu « empâtés »

- Portez des chaussures avec un talon pour allonger le mollet et affiner immédiatement les jambes.
- Choisissez des hauts décolletés, qui vont allonger le visage et gommer le double menton.
- Évitez les matières fluides qui collent aux courbes et marquent les défauts.
- Préférez des matières un peu épaisses, le lin, le coton, les laines, le denim...

Si vous avez des bras trop pleins

- Évitez les hauts sans manches, ou les manches moulantes.
- Préférez les manches fluides et amples, qui dissimulent les contours.
- Les manches trois-quarts allongent le bras.
- Évitez bien sûr les motifs et préférez des teintes unies et mates.

Si vous avez les fesses rondes

- Pour les pantalons, choisissez un modèle cigarette, resserré dans le bas, coupé dans une matière un peu épaisse pour être gainante, et mate, toujours flatteuse.
- Pour les jeans, préférez les teintes foncées, unies, et les coupes droites avec un peu d'élasthanne : bien coupés, sobres, basiques, ils vont avec tout et restent chics. En haut, un top un peu ajusté… et des talons bien sûr.

Et en général, on oublie

- Les vêtements trop collants ou trop courts.
- Les rayures horizontales.
- Les superpositions qui rajoutent du volume.
- Les tailles basses qui saucissonnent.
- Les soutiens-gorge qui ne soutiennent pas grand-chose. La poitrine doit être haute !

N'oubliez pas : prenez le temps de faire des essayages, quitte à enfiler plusieurs fois chaque modèle. N'achetez ni à la va-vite, ni sans être totalement convaincue : l'idée n'est pas que vos vêtements restent au placard. Tant pis si la vendeuse doit tout ranger : vous n'êtes pas là pour lui faire plaisir, mais pour vous faire du bien. Un grand merci et un petit mot d'excuse, et on n'en parle plus.

14. Comment bien choisir son maillot de bain pour paraître plus fine du bas ?

Si vous avez l'habitude d'aller à la piscine, vous avez forcément votre maillot. Mais saviez-vous qu'en fonction de sa forme ou de sa couleur, ce dernier pouvait vous mettre en valeur… comme faire ressortir ce que vous souhaitez cacher. En choisissant bien son maillot, on perd 3 kg d'un coup. Et si vous changiez ?

Le bon maillot « jambes fines »

- *Le bon bas de maillot « jambes fines »* allonge les jambes et gomme le ventre. La culotte taille haute remplit bien ce rôle et va à tout le monde.
- *Pour les couleurs, les teintes « jambes fines »* sont les couleurs sombres, qui amincissent. Le noir est élégant mais pas obligatoire. Si vous avez envie de rouge, privilégiez un bordeaux plutôt qu'un orangé, pour le vert, un émeraude plutôt qu'un pomme flashy… On évite les matières brillantes, qui donnent du volume, ainsi que les rayures horizontales ou en biais. En revanche, les pois vont à tout le monde et ne grossissent pas.

Silhouette en « A », mettez le haut en valeur

Épaules fines, taille marquée, hanches et cuisses généreuses… Votre silhouette s'élargit vers le bas (pour vos jupes et jeans, vous prenez la taille supérieure à vos pulls). Votre objectif : attirer le regard sur le haut du corps.

- *Le bon maillot :* si vous avez des hanches généreuses, évitez les shorty et les culottes à frous-frous, à volants ou à motifs, qui attirent le regard. Mieux vaut une culotte taille haute et échancrée : même si vous avez l'impression qu'elle « camoufle » moins, elle allonge la jambe. Mais évitez les culottes aux élastiques fins qui font des marques ainsi que les imprimés, les grosses fleurs et matières irisées, qui font ressortir les formes plus que les affiner. Préférez des couleurs sombres et unies. Si vous n'avez pas de hanches, le shorty est possible. En haut, tout dépend de la poitrine. Si vous avez une petite poitrine, choisissez une forme triangle, avec des motifs imprimés ou un tissu métallisé ou irisé, à nouer dans le cou pour mettre les épaules en valeur. Évitez les bandeaux et les balconnets. Si vous avez de la poitrine, choisissez au contraire un haut avec des balconnets, bien englobant.

Silhouette en « 8 », vous avez le choix

Vos épaules et vos hanches sont arrondies et de même largeur, la taille, fine. Vous avez une silhouette « parfaite » et pouvez tout vous permettre.

- *Le bon maillot :* tous, à adapter en fonction de vos complexes. Si vous avez un peu de culotte de cheval, privilégiez une culotte échancrée. Un petit ventre ? Cap sur un maillot une pièce noir, sexy et élégant, décolleté en V, ou un deux-pièces avec une culotte taille haute qui monte bien. Des fesses rebondies ? Privilégiez les maillots avec un bas bien englobant, voire un shorty, et une taille haute qui va accentuer la cambrure. Trop de hanches ? Surtout pas de culotte nouée par de fines ficelles sur les côtés, mais une culotte bien englobante. Les poitrines menues privilégieront les hauts en triangle, et les poitrines généreuses, les décolletés carrés.

15. Plus mince sur les photos

Une photo de famille ou entre amis à l'occasion d'un anniversaire ou d'une soirée ? Souvent une épreuve quand on est complexée par une zone en particulier. Mais on peut tricher (un peu).

- *On se tient bien.* Les bras ballants pendant de chaque côté du corps, ça ne donne vraiment pas une allure tonique. On adopte au contraire la position « people » sans en faire trop. On se place de trois quarts par rapport à l'objectif, une main sur la hanche et une sur la « culotte de cheval » de la cuisse qui se trouve face à l'objectif. On rentre le ventre, on repousse le coude vers l'arrière, et on dit « cheese » !

- S'il s'agit d'une photo « prévue » (photo en situation professionnelle par exemple), *on fait attention à la couleur de ses vêtements.* Les vêtements noirs amincissent, jusqu'à un certain point. Si vous avez 20 kg de trop, évitez le total look noir qui attire inévitablement l'œil. Préférez un bas noir (pantalon ou jupe) et adoptez un haut de couleur plus claire, avec de petits motifs (mais pas de fleurs ou de motifs trop « girly »).
- *On évite la position assise.* Regardez dans les magazines people : quand les stars sont attaquées sur leur physique, c'est souvent quand elles sont assises, ou pliées sur une serviette de plage. La meilleure façon de faire ressortir les petits (ou gros) bourrelets du ventre. La leçon à retenir, c'est qu'il faut impérativement se tenir debout !

LES CUISSES (FAIRE FONDRE ET MUSCLER) / LES HANCHES (AFFINER)

D'un côté, évitez d'apporter de quoi fabriquer des « déchets à mettre au débarras », de l'autre, misez sur les aliments qui favorisent la croissance musculaire.

Les cuisses, pour leur malheur, sont des zones de stockage des graisses. Comme le ventre. Le corps dépose donc ici tout ce qu'il ne peut pas mettre ailleurs, pour résumer. Une sorte de débarras. L'exercice est primordial, et si le *squat* est un exercice connu pour raffermir la zone sur le devant, il n'est pas le seul : il faut aussi travailler l'intérieur et l'arrière de la cuisse. Quant aux fentes, elles s'occupent des hanches : à nous deux, la culotte de cheval !

Votre liste de courses

(à photocopier et à emporter dans votre poche)

PETIT-DÉJEUNER	DÉJEUNER	DÎNER	ET BIEN SÛR…
❑ Thé ❑ Jambon de Paris ❑ Fromage frais ❑ Pain aux céréales ❑ Framboises	❑ Chou blanc ❑ Persil ❑ Graines de courge ❑ Œufs ❑ Ratatouille ❑ Yaourt grec nature ❑ Compote de pommes sans sucre ajouté	❑ Pot-au-feu ❑ Salade verte ❑ 1 orange	❑ Infusions (café, thé vert, hibiscus, menthe, romarin…) ❑ Chocolat noir (1 à 2 carrés max/jour) ❑ Huile d'olive ❑ Vinaigre de vin ❑ Sel ❑ Poivre

☺ ***Aliments conseillés***

✓ Aliments très riches en protéines animales et en zinc – poissons (tous), coquillages et crustacés, les œufs (5 par semaine maxi, avec le jaune surtout), viande (volailles et viande blanche pour le quotidien + 2 plats de viande rouge par semaine) à CHAQUE repas. Recommandés car très riches en créatine (protéines « spécial muscles ») : hareng, porc, bœuf, saumon, thon et morue

✓ Aliments riches en protéines végétales (pour compléter encore l'apport en protéines) :

- Céréales : avoine, blé, épeautre, kamut, maïs, millet, orge, quinoa, riz, sarrasin, seigle

  - Légumes secs : coco, fève, flageolet vert, haricot, lentille, pois cassé, pois chiche
  - Graines : arachide, courge, colza, lin, sésame, soja, tournesol – à grignoter à l'apéritif, comme des cacahuètes, ou à glisser dans les salades, plats, desserts (graines de chia, de sésame, de pavot...)
  - Oléagineux : amande, cacahuète, noix, noisette, pistache, pignon de pin
  - Autres bonnes graisses : avocat, olive...

✓ Eau minérale très riche en magnésium
✓ Petit-lait (le lait qui surnage sur les yaourts et les fromages blancs)
✓ Fromage et/ou œuf et/ou jambon au petit-déjeuner
✓ Fruit frais (ou surgelés, nature) : 3 par jour, avec une préférence pour les petits fruits très colorés (myrtille, cassis...)
✓ Légumes verts : accompagnant systématiquement les plats de poisson, viande, etc. (ex : évitez steak/pâtes ou steak/frites, préférez steak/haricots verts)
✓ Légumes crucifères (principalement toute la famille des choux) : ils réduisent l'action « antitestostérone » des hormones féminines
✓ Levure de bière

☹ ***Aliments déconseillés***

✘ Sucre, boissons sucrées (sodas, jus de fruits), sucreries, glace
✘ Sel, aliments trop salés
✘ Régime drastique ou végétarien mal équilibré en protéines
✘ Alimentation exclusivement crue (les protéines sont bien mieux assimilées lorsqu'elles sont cuites)

LE CONSEIL EN +

Pas de fabrication de muscle sans testostérone. Le problème n° 1 : ne pas manger suffisamment. Mais attention tout de même : trop de graisses, d'alcool, de sucre mènent au surpoids… facteur antitestostérone par excellence. Méfiez-vous de la prise régulière de paracétamol, facteur antitestostérone connu.

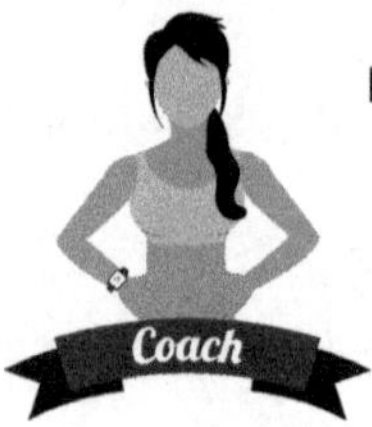

LE CONSEIL DU COACH SPORTIF

Nage avec palmes
Ski
Monter les marches

*Le jour parfait**

Petit-déjeuner

- Thé (nature, sans sucre ni sucrette ni lait)
- 1 tranche de jambon de Paris
- 1 portion de fromage frais
- 2 tranches de pain aux céréales
- ½ barquette de framboises

Nage avec palmes

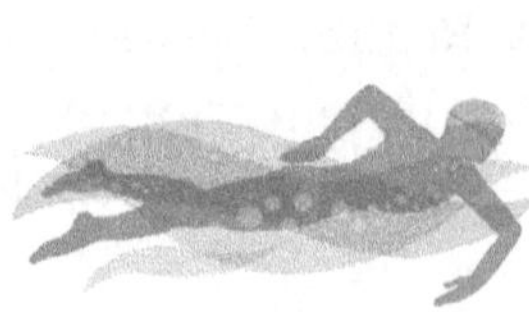

Pour faire travailler l'ensemble du bas du corps – hanches, fesses, cuisses, mollets,

* Extrait de *15 minutes par jour pour un nouveau corps*, Raphaël Gruman et Anne Dufour, Leduc.s éditions.

genoux – l'activité la plus adaptée est probablement la pratique de la nage avec palmes en piscine – ou en mer évidemment. Les règles :

① Les jambes doivent rester toujours tendues, on ne plie pas les genoux ; les palmes restent donc juste à la surface de l'eau, elles ne vont ni profond, ni hors de l'eau, vous ne devez pas éclabousser les voisins.
② Corollaire, le mouvement part des hanches, puis le corps est propulsé par les fesses : les genoux ne font rien.
③ Les jambes sont souples, chevilles comprises, le corps n'est pas crispé sinon on se fait mal au dos.

Rien de tel pour muscler et galber les cuisses, tout en faisant travailler les hanches au passage. Super-bonus : l'eau masse et donc booste la circulation sanguine, lymphatique – bye bye la rétention, les jambes lourdes, les chevilles gonflées comme une calzone. C'est l'activité reine aussi contre la cellulite, pour toutes les raisons citées, surtout les cellulites aqueuses et adipeuses. Pour un résultat hyper-rapide garanti (on répète : garanti), 3 séances de 30 à 45 minutes chaque semaine. Les mini-palmes sont très pratiques et tout aussi performantes que les grandes, pour l'objectif qui nous intéresse. Vous pouvez alterner avec de la gym aquatique super-tonique (pas le cours d'initiation !) ou du vélo aquatique, là aussi à fond.

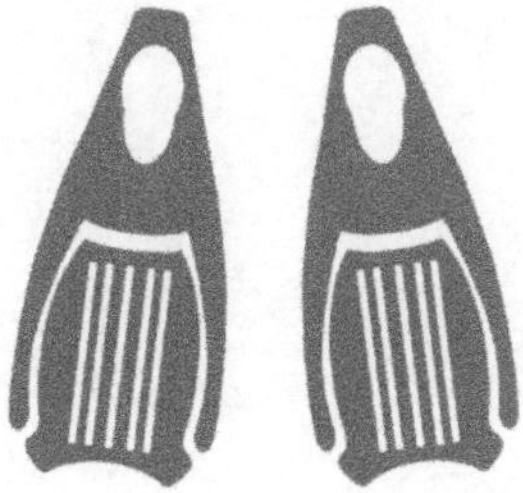

OU

Exercices cuisses fuselées

Cependant, il n'est pas toujours facile entre midi et deux d'aller à la piscine avec ses palmes sous le bras. Heureusement, certains exercices de musculation permettent d'obtenir de bons résultats, étant entendu qu'on ne bénéficie pas ici du massage aquatique.

Exercice n° 1

- Mettez-vous debout et écartez vos pieds de la largeur de votre bassin. Vos mains sont posées sur vos hanches.
- Baissez-vous en fléchissant les cuisses et en gardant le dos bien droit. Effectuez ces demi-flexions en veillant à ce que l'angle mollet-cuisse ne soit jamais supérieur à 90 ° (angle droit).
- Lors de la flexion, descendez lentement sans décoller les talons. Puis expirez en remontant de manière plus dynamique.
- Faites trois séries de 10 flexions.

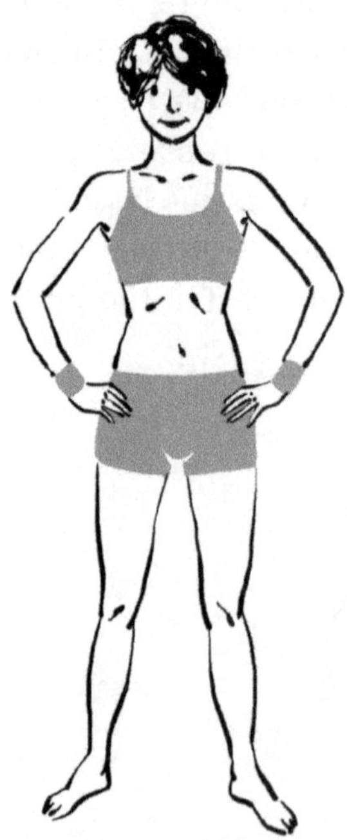

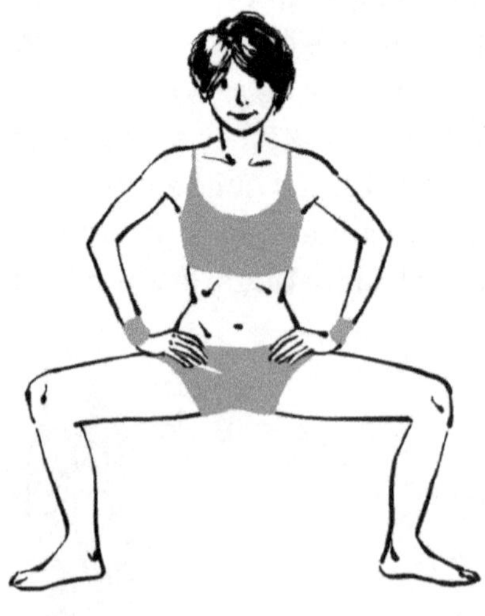

Exercice n° 2

- Placez-vous debout et avancez le pied droit d'environ 1 mètre. Vos mains sont posées sur vos hanches.
- Inspirez et fléchissez la jambe avant en gardant votre tronc le plus droit possible. Arrêtez-vous lorsque votre cuisse droite est horizontale, parallèle au sol.
- Revenez en position initiale et expirez.
- Faites 3 séries de 10 flexions avec la même jambe.
- Puis remettez-vous debout, avancez votre pied gauche et faites 3 séries de flexions avec l'autre jambe.

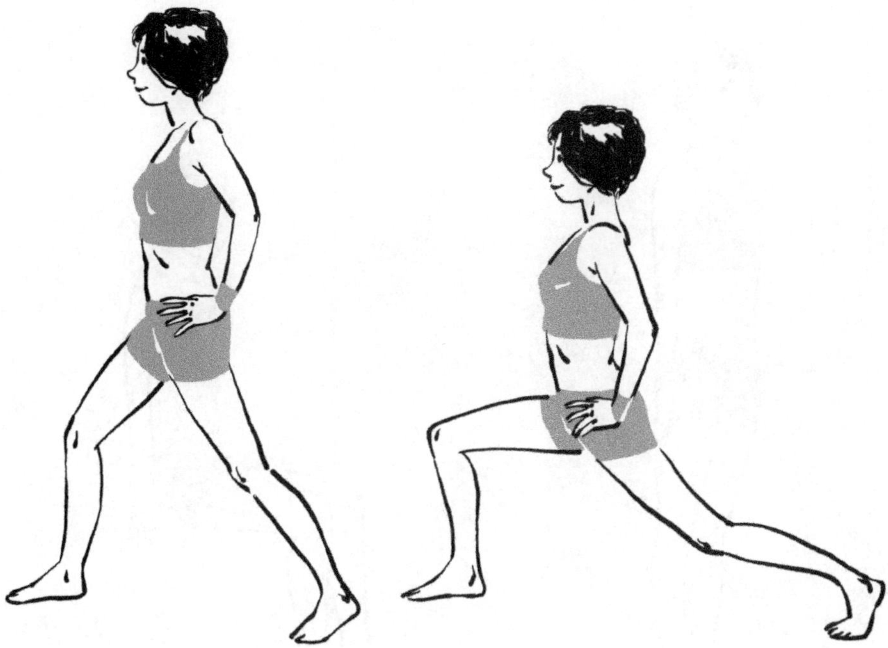

Exercice n° 3

- Placez-vous debout, le dos et les jambes collés contre un mur. Tenez-vous bien droite.
- Avancez vos pieds d'une cinquantaine de centimètres puis descendez lentement en flexion en gardant le dos collé au mur. Continuez jusqu'à ce que vos cuisses soient horizontales, parallèles au sol.
- Maintenez la position 30 secondes, puis remontez et respirez profondément pendant 2 minutes avant de recommencer.
- Répétez le mouvement complet 3 fois.

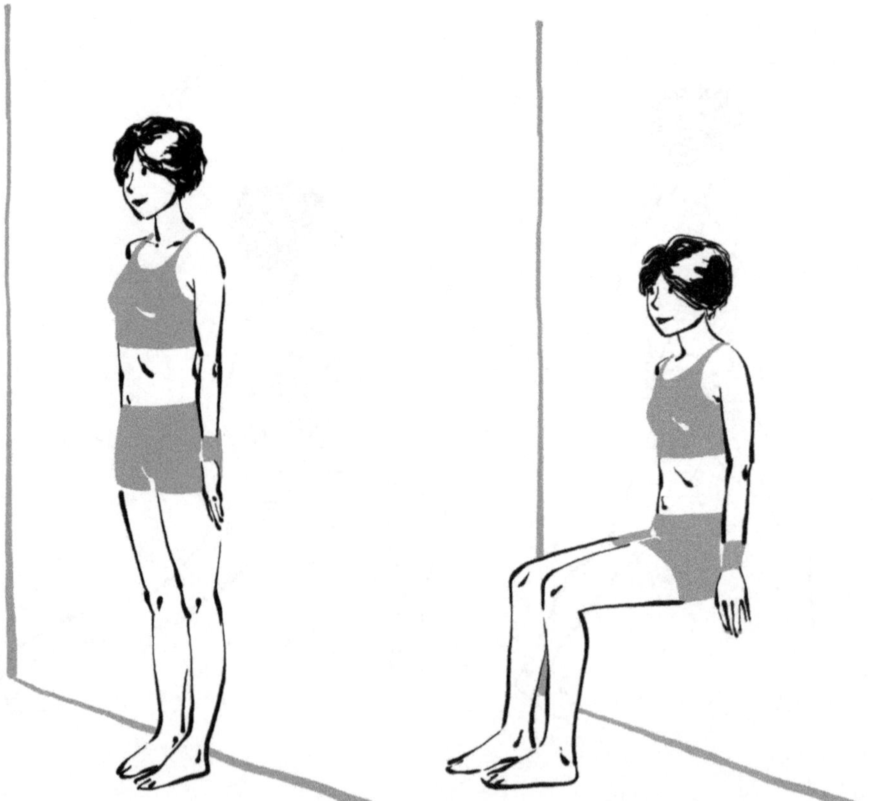

Exercice n° 4

- Debout, les pieds espacés de la largeur des hanches, avancez le pied droit de façon à ce que le genou forme un angle à 90 °. Le genou arrière ne doit pas toucher le sol. Vous descendez la jambe gauche en inspirant et remontez en expirant.
- Attention, le buste doit rester bien droit et les muscles des abdominaux contractés.
- Réalisez 15 fentes sur chaque jambe.

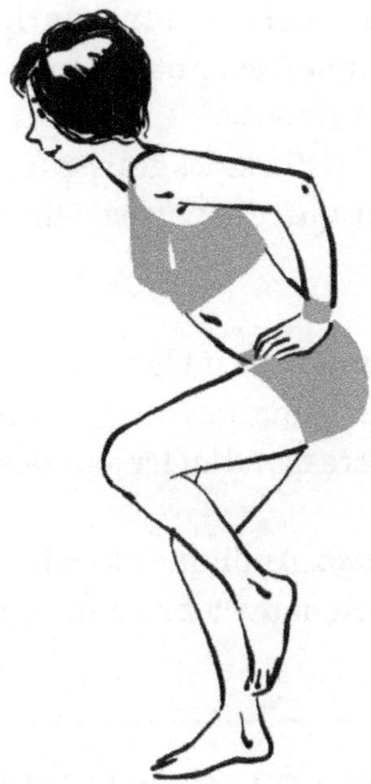

Déjeuner

- Salade de chou blanc, persil et graines de courge
- 2 œufs cassés dans une poêlée de ratatouille
- Yaourt nature
- Compote de pommes sans sucre ajouté

Dîner

- Pot-au-feu
- Salade verte
- 1 orange

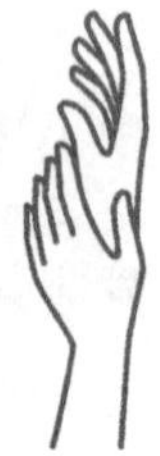

Automassage ciblé aux huiles essentielles

Mélangez 5 gouttes d'huile essentielle de cyprès de Provence, 5 gouttes de cèdre de l'Atlas et 5 gouttes de genévrier dans 10 ml d'huile végétale, de préférence de macadamia.

- *Le cyprès de Provence.* La « star » anticellulite. Il draine, déstocke, fait dégonfler, est antiœdème, favorise la circulation – notamment veineuse.
- *Le cèdre de l'Atlas.* Il déstocke les graisses et favorise le drainage.
- *Le genévrier.* Diurétique, c'est un excellent décongestionnant veineux.

- Appliquez chaque matin avant la douche sur les zones concernées les 2 dernières semaines du cycle menstruel (rappel : le 1er jour du cycle correspond au 1er jour des règles). Renouvelez tous les mois.
- ***Après la ménopause.*** Appliquez localement 2 fois par jour pendant 30 jours. Renouvelez autant de fois que nécessaire.

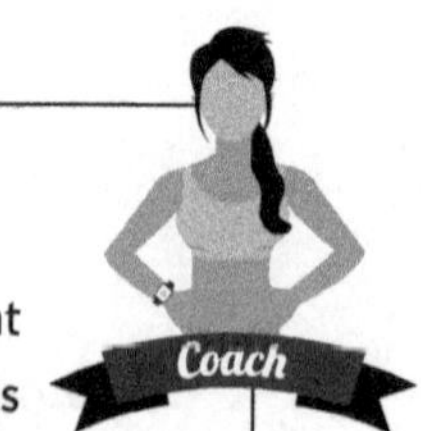

LE CONSEIL DU COACH ESTHÉTIQUE

On évite les chaussures plates. En pantalon, elles écrasent la silhouette. En jupe ou en robe, elles ne permettent pas d'étirer le mollet. Dans les deux cas, la silhouette ne gagne pas en hauteur. À défaut de talons de 10 cm, optez pour de petits talons de 3 cm, avec lesquels tout le monde marche facilement.

LES FESSES (FAIRE FONDRE ET REPULPER)

Il est évident que l'alimentation joue un rôle crucial, ne serait-ce que parce que les fesses sont le lieu de stockage n° 1 : c'est ici que le corps entasse tout ce qui est « en trop », même s'il en dépose aussi délicatement autour du ventre et dans les cuisses. Alors cap sur une alimentation minceur, anticellulite et brûle-graisses : avec cette stratégie, vous parviendrez à vos fins. Avouez, vous en rêvez de ces fesses à la Brésilienne !

Pour avoir de belles fesses, pas de secret : il faut les faire travailler. Sans relâche. Ici, ce sont donc les exercices ciblés qui priment, de même qu'une activité physique courante suffisante, comme la marche rapide, la natation ou le running, qui débouchent obligatoirement sur de plus belles fesses. Même chose pour ce qui est de grimper les marches, en contractant les fessiers pendant toute la montée : l'escalier est le relookeur par excellence des fesses.

Votre liste de courses

(à photocopier et à emporter dans votre poche)

PETIT-DÉJEUNER	DÉJEUNER	DÎNER	ET BIEN SÛR…
❑ Thé ❑ Muesli sans sucre ajouté ❑ Lait demi-écrémé (ou lait d'amande) ❑ Kiwi	❑ Tomate ❑ Mozzarella ❑ Basilic ❑ Pavé de colin ❑ Riz complet ❑ Courgette ❑ Poire ❑ Café	❑ Salade roquette ❑ Pignons de pin ❑ Aiguillettes de canard ❑ Haricots verts ❑ Ananas	❑ Infusions (artichaut, chiendent, ortie, reine-des-prés) ❑ Chocolat noir ❑ Huile d'olive ❑ Vinaigre de vin ❑ Sel ❑ Poivre ❑ Noix, amandes ❑ Citron ❑ Miel

☺ ***Aliments conseillés***

✓ Pâtes complètes, riz brun, céréales complètes diverses (protéines végétales)
✓ Œuf (coque, mollet), poisson (tous, nature)
✓ Avoine (flocons, si possible complets)
✓ Orange, pamplemousse, citron, pomme, raisin
✓ Steak et viande maigre (rouge ou blanche) : blanc de poulet, de dinde, jambon cuit allégé en sel…
✓ Haricots blancs, lentilles
✓ Pain complet
✓ Fromage frais (peu salé), yaourt nature
✓ Soja (germes = salade), soja (graines et produits dérivés = tofu…)
✓ Tomate, aubergine, champignons
✓ Fruits et légumes frais ou surgelés nature, c'est-à-dire non cuisinés
✓ Chocolat noir : 2 carrés par jour maxi !
✓ Épices et herbes aromatiques : toutes (pour réduire le sel et le sucre)
✓ Spiruline (ajout protéique)
✓ Eau minérale riche en magnésium

☹ ***Aliments déconseillés***

✘ Sel, aliments salés, préparations industrielles en général, produits trop salés : soupe déshydratée et concentré de bouillon, viandes et poissons salés – compris jambon « classique » –, graines et noix salées, bretzel, olive, sauces en général, sauce soja, fromage, pâtisserie industrielle, pain trop salé, la plupart des boîtes de conserve…
✘ Sucre, boissons sucrées, sodas : toutes sont à éviter, y compris les jus de fruits

✗ Graisses saturées et/ou cachées : viandes grasses, charcuterie, fromages en général, viennoiseries, macaron, glace...
✗ Aliments riches en calories vides : biscuit salé ou sucré, pâtisserie, pizza et plat industriel...
✗ Insuffisance en protéines OU excès de protéines
✗ Aliments à index glycémique élevé : sucreries en général – sauf chocolat noir –, céréales raffinées (riz blanc, pâtes blanches, pain blanc), la majorité des pommes de terre sauf si cuites à la vapeur + huile d'olive, purée
✗ Produits allégés (en sucre, en gras...), substituts de repas
✗ Aliments sans saveur, aromatisés et bourrés d'additifs (type « jambon de poulet »)
✗ Alcool
⚠ Régimes drastiques responsables de reprises de poids et, à terme, d'obésité (diète « salade verte sans sauce + ananas » par exemple). Régimes farfelus qui « dérèglent » tout

LE CONSEIL EN +

L'eau chasse l'eau : buvez, buvez, buvez ! De l'eau, des infusions bonnes pour les veines vendues sous l'appellation « circulation » ou « jambes légères », par exemple.

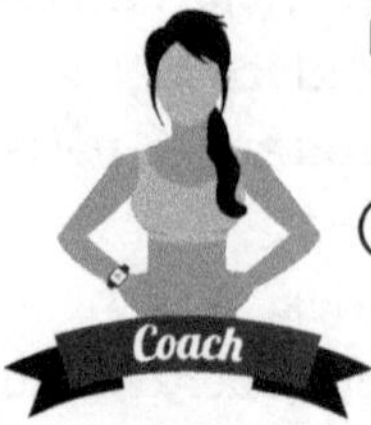

LE CONSEIL DU COACH SPORTIF

Sport en salle
(cours collectifs type abdos-fessiers)
Zumba
Gym suédoise

TRAVAIL : contractez les fessiers dès que possible – en marchant, pendant des exercices ciblés… – et associez des séances de lipomassages pour « remonter » la fesse, relancer la production d'élastine pour la fermeté, et gommer la « banane sous-fessière ». Pour cela, des massages en institut sont top, mais des automassages aux huiles essentielles comme ceux proposés ici font d'autant plus merveille qu'ils seront pratiqués quotidiennement. Évitez aussi de rester assise trop longtemps sans vous lever, ce qui comprime la circulation.

*Le jour parfait**

Petit-déjeuner

Thé nature (sans sucre ni sucrette ni lait)
Muesli sans sucre ajouté, lait
1 kiwi

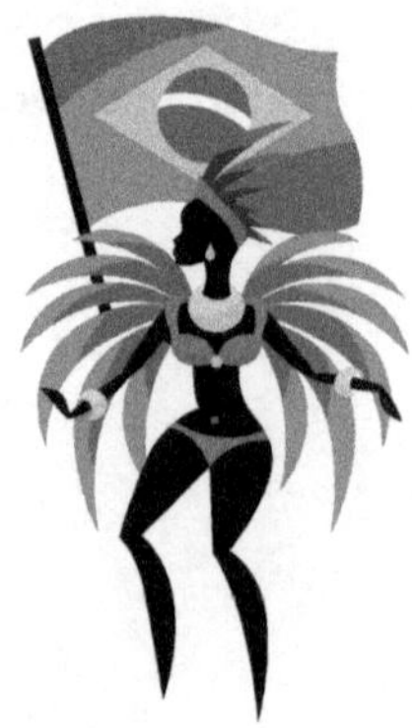

Exercices fesses de brésilienne

Ce fantasme est possible ! Il suffit de pratiquer quotidiennement ces 3 exercices de renforcement musculaire.

* Extrait de *15 minutes par jour pour un nouveau corps*, Raphaël Gruman et Anne Dufour, Leduc.s éditions.

Exercice n° 1

- Mettez-vous à quatre pattes sur le sol, puis prenez appui sur vos coudes.
- Inspirez, puis expirez en tendant la jambe droite vers l'arrière. Revenez à la position de départ en inspirant.
- Recommencez 25 fois.
- Procédez de la même manière avec l'autre jambe.

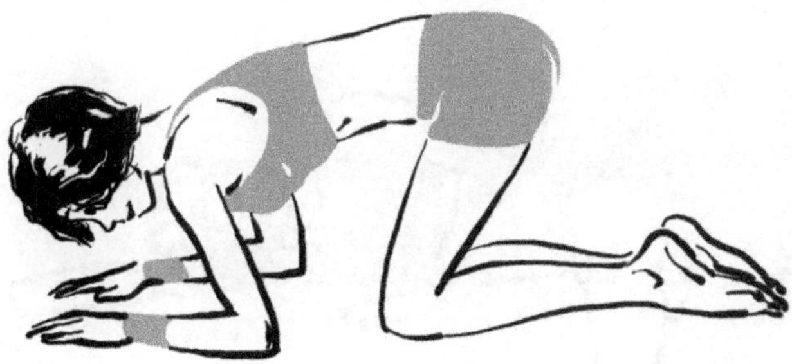

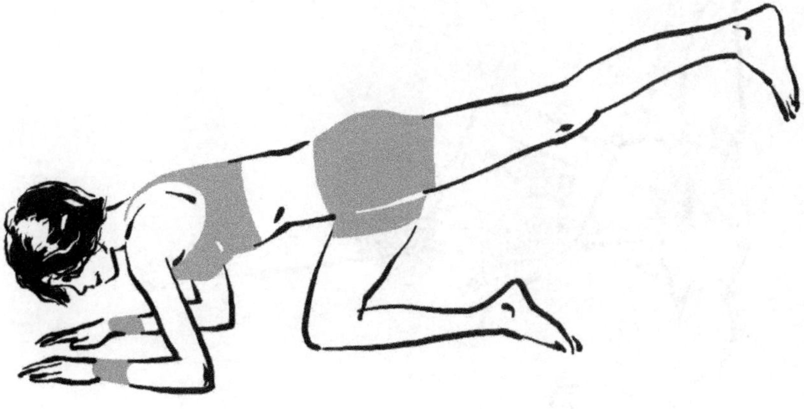

Exercice n° 2

- Allongez-vous sur le côté gauche, votre tête posée sur votre bras gauche tendu au-dessus de votre tête, vos jambes fléchies à 90 ° et tendues devant vous.
- Inspirez puis, en expirant, levez votre jambe droite tendue vers le plafond. Revenez à la position de départ en inspirant et recommencez.
- Faites 3 séries de 20 mouvements, puis allongez-vous sur le côté droit et procédez de la même manière avec l'autre jambe.

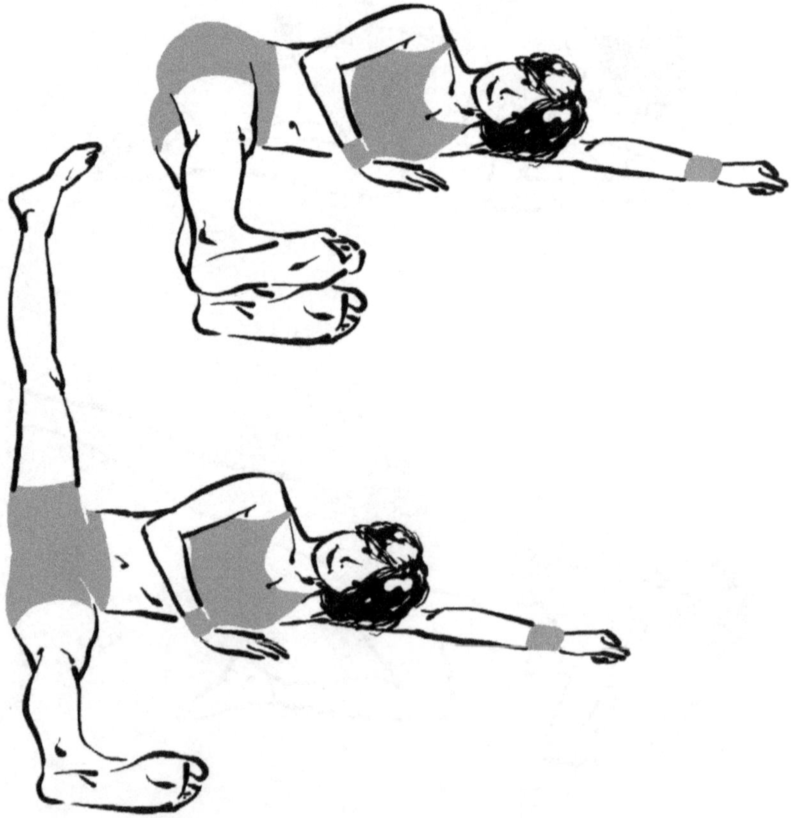

Exercice n° 3

- Allongez-vous sur le dos, puis fléchissez les jambes en rapprochant vos talons de vos fesses. Vos pieds posés au sol sont écartés de la largeur du bassin, les pointes tournées vers l'intérieur. Vos bras sont souples, le long du corps.
- Inspirez puis, en expirant, soulevez le bassin en contractant les fessiers le plus intensément possible. Lorsque les cuisses sont dans le prolongement du dos, redescendez lentement en inspirant puis recommencez.
- Faites 3 séries de 15 mouvements.

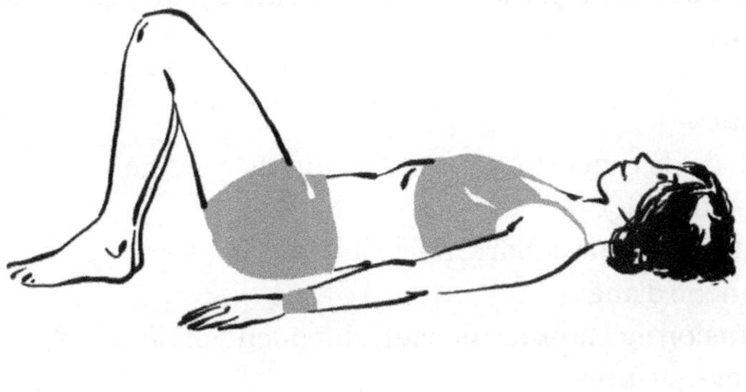

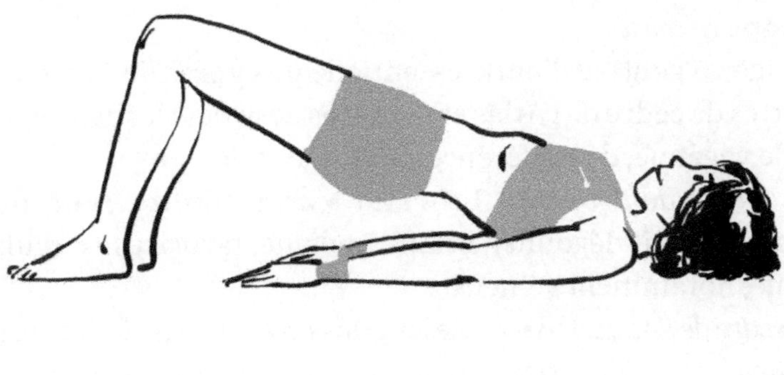

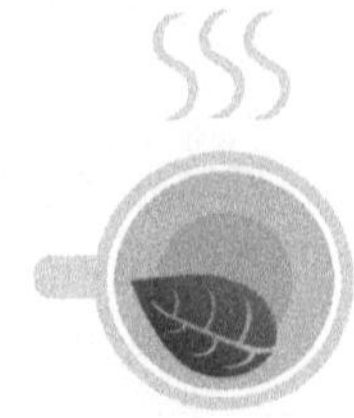

Ma tisane magique
Infusion au choix : artichaut, chiendent, ortie, reine-des-prés

Déjeuner
- Salade tomate, mozzarella, basilic
- Pavé de colin, riz complet et courgettes à la poêle
- Poire
- Café sans sucre

Collation
- 1 poignée de noix, amandes
- 1 citron chaud (jus de citron + eau chaude, un peu de miel si besoin)

Dîner
- Salade de roquette, pignons, vinaigrette légère (peu d'huile)
- Aiguillettes de canard, haricots verts poêlés
- tranche d'ananas
- Infusion au choix : artichaut, chiendent, ortie, reine-des-prés

Massage aroma
Mélangez 5 gouttes d'huile essentielle de cyprès de Provence, 5 gouttes de cèdre de l'Atlas et 5 gouttes de genévrier dans 10 ml d'huile végétale, de préférence de macadamia.
- *Le cyprès de Provence.* La « star » anticellulite. Il draine, déstocke, fait dégonfler, est antiœdème, favorise la circulation – notamment veineuse.
- *Le cèdre de l'Atlas.* Il déstocke les graisses et favorise le drainage.
- *Le genévrier.* Diurétique, c'est un excellent décongestionnant veineux.

- Appliquez chaque matin avant la douche sur les zones concernées les 2 dernières semaines du cycle menstruel (rappel : le 1er jour du cycle correspond au 1er jour des règles). Renouvelez tous les mois.
- ***Après la ménopause.*** Appliquez localement 2 fois par jour pendant 30 jours. Renouvelez autant de fois que nécessaire.

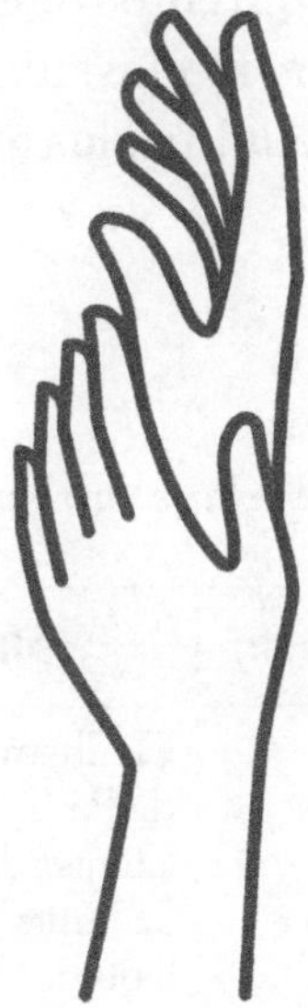

LES GENOUX (FAIRE FONDRE ET RENFORCER)

Eh oui, les genoux eux aussi se sculptent ! Alors dites halte aux « gros » genoux avec un peu d'entraînement et une alimentation « spécial drainage ». Il n'est pas question d'aggraver les choses en mangeant de « mauvais aliments »...

De simples exercices vous permettront de les affiner et les tonifier. En plus de redessiner de beaux et fins genoux, vous protégerez vos ligaments et vos tendons d'éventuelles blessures. Le secret, c'est de cibler les muscles qui entourent les genoux en combinant du cardio et du renforcement musculaire. Et de masser et drainer cette zone, cible de cellulite plus que de stockage purement graisseux. Au travail !

Votre liste de courses

(à photocopier et à emporter dans votre poche)

PETIT-DÉJEUNER	DÉJEUNER	DÎNER	ET BIEN SÛR...
❑ Thé vert ❑ Muesli sans sucre ajouté ❑ Yaourt nature ❑ Poire ou pomme	❑ Mâche ❑ Noisettes ❑ Cuisse de poulet ❑ Pommes de terre ❑ Épinards ❑ Raisin	❑ Champignon de Paris ❑ Filet de lieu ❑ Petits légumes (ex : mélange surgelé nature pour wok) ❑ Quinoa ❑ Lait	❑ Infusions (artichaut, chiendent, ortie, reine-des-prés) ❑ Chocolat noir ❑ Huile d'olive ❑ Vinaigre de vin ❑ Sel ❑ Poivre

☺ ***Aliments conseillés***

✓ Pâtes complètes, riz brun, céréales complètes diverses (protéines végétales)
✓ Œuf (coque, mollet), poisson (tous, nature)
✓ Avoine (flocons, si possible complets)
✓ Orange, pamplemousse, citron, pomme, raisin
✓ Steak et viande maigre (rouge ou blanche) : blanc de poulet, de dinde, jambon cuit allégé en sel...
✓ Haricots blancs, lentilles
✓ Pain complet
✓ Fromage frais (peu salé), yaourt nature
✓ Soja (germes = salade), soja (graines et produits dérivés = tofu...)
✓ Tomate, aubergine, champignons
✓ Fruits et légumes frais ou surgelés mais nature, c'est-à-dire non cuisinés
✓ Chocolat noir (2 carrés/jour maxi !)
✓ Spiruline (ajout protéique)
✓ Eau minérale riche en magnésium

☹ ***Aliments déconseillés***

✗ Excès de sel, sauce soja
✗ Sucre, boissons sucrées (toutes sont à éviter, y compris les jus de fruits)
✗ Graisses saturées et/ou cachées (viandes grasses, charcuterie, fromages affinés en général, viennoiserie, lait entier, cacahuète, macaron, glace...)
✗ Produits trop salés (soupe déshydratée et concentré de bouillon, viandes et poissons salés – compris jambon « classique », graines et noix salées, bretzel, olive, sauce, soda, fromages affinés, pâtisserie industrielle, pain trop salé...)
✗ Aliments riches en calories vides (biscuit salé ou sucré, pâtisserie, pizza et plat industriel...)

✘ Insuffisance en protéines OU excès (certaines personnes réagissent de façon inverse à la diète protéinée)
✘ Aliments à index glycémique élevé (sucreries en général – sauf chocolat noir –, céréales raffinées, la majorité des pommes de terre sauf si cuites à la vapeur + huile d'olive, purée, riz blanc, pain blanc...).
✘ Alcool
✘ Produits allégés (en sucre, en gras...), substituts de repas
✘ Aliments sans saveur aromatisés et bourrés d'additifs (type « jambon de poulet »)

Régimes drastiques responsables de reprise de poids et, à terme, d'obésité (diète « salade verte sans sauce + ananas » par exemple).
Régimes farfelus qui « dérèglent » tout

LE CONSEIL EN +

Massez, massez, massez... il faut « déranger » un peu la zone, chaque jour, pour qu'elle libère son eau et ses graisses emprisonnées. Mais ne brusquez jamais, et évidemment ne faites jamais mal à votre articulation, elle n'y est vraiment pour rien la pauvre !

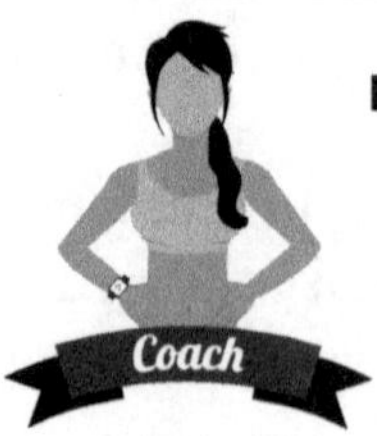

LE CONSEIL DU COACH SPORTIF

Stretching
Monter les marches
Vélo elliptique

TRAVAIL :
Si vous êtes plutôt mince par ailleurs, pratiquez un sport « explosif » (basket, handball...). Des exercices courts mais intenses favorisent le développement musculaire. Cela peut aussi être de la corde à sauter (7 minutes = 30 minutes de running !), de la course à pied avec fractionnés ou fartleks (moments où l'on court vite/moments où l'on court lentement).
En cas de rétention d'eau, évitez le sel et les stations debout prolongées. Surélevez vos jambes autant que possible. En période de chaleur, passez un jet d'eau glacée sur vos mollets et portez des bas de contention. Pensez aux plantes veinotoniques (voir les menus).
Autre super-plan, le stepper, avec une résistance faible mais un rythme soutenu.
Pensez enfin aux étirements pour allonger le muscle : allongée, jambes à la verticale, pieds flex, tenez quelques instants. Ou assise au sol, jambes tendues, pieds flex, penchez-vous, buste bien tendu, vers vos pieds.

*Le jour parfait**

Petit-déjeuner

- Thé vert
- Muesli sans sucre ajouté avec des cubes de poire ou de pomme fraîche coupés dedans au dernier moment
- Yaourt nature en guise de lait

* Extrait de *15 minutes par jour pour un nouveau corps*, Raphaël Gruman et Anne Dufour, Leduc.s éditions.

Exercices genoux fins

On enfile son plus beau short (pour pouvoir bien voir la zone à travailler) et on se met au boulot !

Exercice n° 1

- Debout, les pieds espacés de la largeur des hanches, avancez le pied droit de façon à ce que le genou forme un angle à 90 °. Le genou arrière ne doit pas toucher le sol. Vous descendez la jambe gauche en inspirant et remontez en expirant.
- Attention, le buste doit rester bien droit et les muscles des abdominaux contractés.
- Réalisez 15 fentes sur chaque jambe.

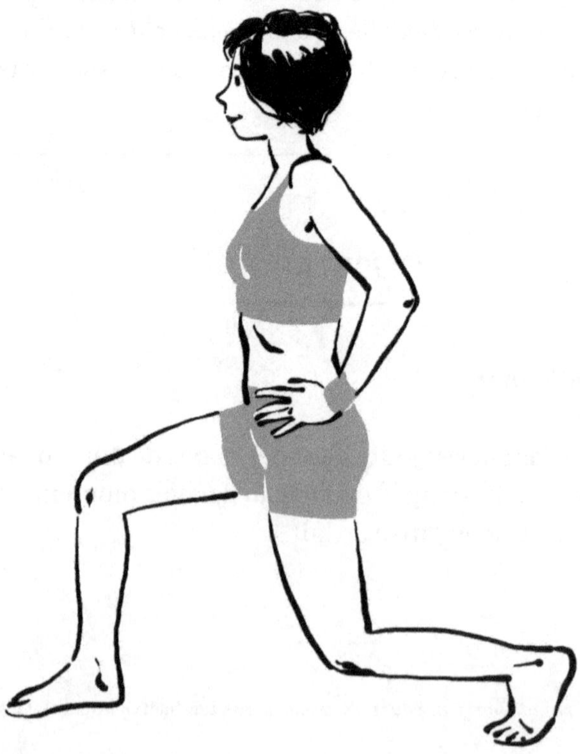

Exercice n° 2

- Debout, fléchissez légèrement la jambe droite et ramenez le genou gauche au niveau de la jambe droite. Faites 3 répétitions dynamiques pendant 30 secondes, puis passez à l'autre jambe.
- Conservez bien le genou droit fixe, seule la jambe gauche doit bouger. Plus vous fléchissez, plus vous travaillez les muscles profonds et plus l'exercice est efficace. Pour conserver votre équilibre, regardez droit devant vous et posez les mains sur les hanches.

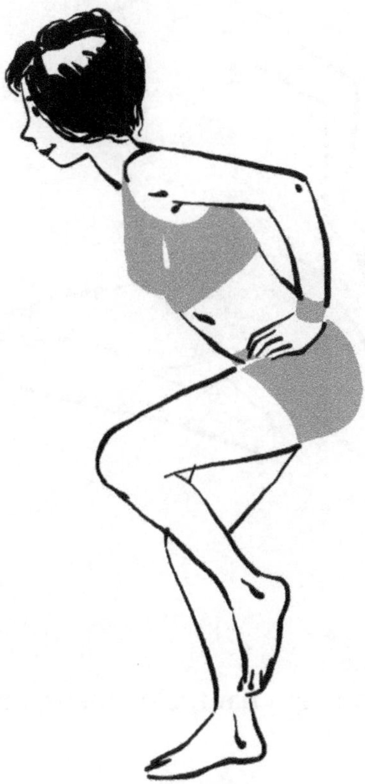

Exercice n° 3

➔ En position assise, le poids du corps sur le fessier gauche, fléchissez le genou droit. Avec votre main droite, vous attrapez la cheville droite pour venir plaquer le talon au fessier. Maintenez la position 30 secondes puis relâchez. Passez ensuite à l'autre jambe.

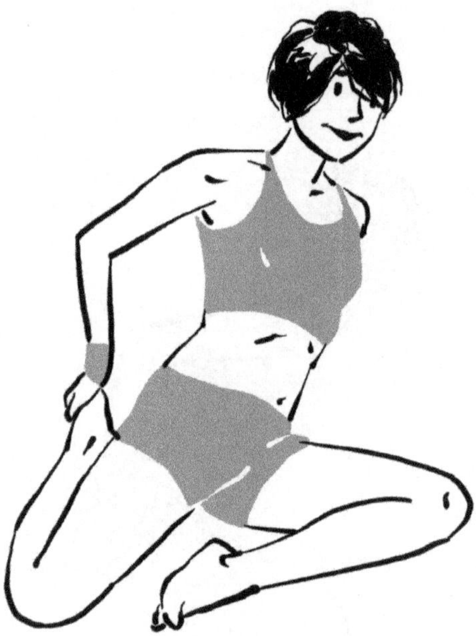

Ma tisane magique

Infusion au choix : artichaut, chiendent, ortie, reine-des-prés

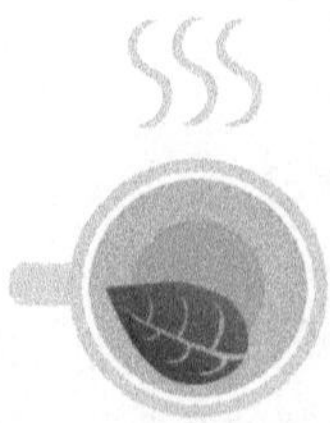

Déjeuner

- Salade de mâche aux noisettes concassées
- Cuisse de poulet avec purée et épinards
- 1 grappe de raisin
- Infusion au choix : artichaut, chiendent, ortie, reine-des-prés

Dîner

- Carpaccio de champignon de Paris, huile d'olive, poivre
- Filet de lieu aux petits légumes
- Riz au lait nature (sans caramel)
- Infusion au choix : artichaut, chiendent, ortie, reine-des-prés

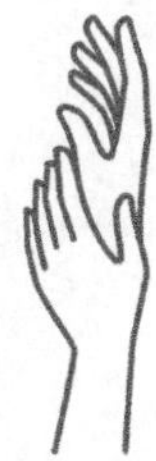

Massage aroma

Mélangez 5 gouttes d'huile essentielle de cyprès de Provence, 5 gouttes de cèdre de l'Atlas et 5 gouttes de genévrier dans 10 ml d'huile végétale, de préférence de macadamia.

- *Le cyprès de Provence.* La « star » anticellulite. Il draine, déstocke, fait dégonfler, est antiœdème, favorise la circulation – notamment veineuse.
- *Le cèdre de l'Atlas.* Il déstocke les graisses et favorise le drainage.
- *Le genévrier.* Diurétique, c'est un excellent décongestionnant veineux.

- Appliquez chaque matin avant la douche sur les zones concernées les 2 dernières semaines du cycle menstruel (rappel : le 1er jour du cycle correspond au 1er jour des règles). Renouvelez tous les mois.
- ***Après la ménopause.*** Appliquez localement 2 fois par jour pendant 30 jours. Renouvelez autant de fois que nécessaire.

Chapitre 3

Les 30 aliments malins pour maigrir du bas

Anti-rétention d'eau, peu salés, peu sucrés, riches en fibres, en bonnes protéines et/ou en bons gras, ils sont le sésame de votre réussite. D'une part ils favoriseront un métabolisme brûle-graisses et sont antistockage du bas, d'autre part ils éviteront de reprendre les centimètres perdus, parfois chèrement !

1. AMANDE & NOIX : DU GRAS VENTRE PLAT !

Elles renferment des graisses, mais apportent aussi une quantité étonnante de protéines, fibres, calcium et magnésium. Quatre éléments précieux pour perdre du poids. À condition de les choisir nature et non grillées, salées ou, pire, enrobées de praliné, de sucre ou de chocolat ! Attention : il n'est pas question d'en avaler des bols entiers. 5 ou 6 chaque jour, maximum. Donc, achetez-les encore munies de leur jolie robe et cassez-les tranquillement, au casse-noix, vous en mangerez moins et elles seront meilleures.

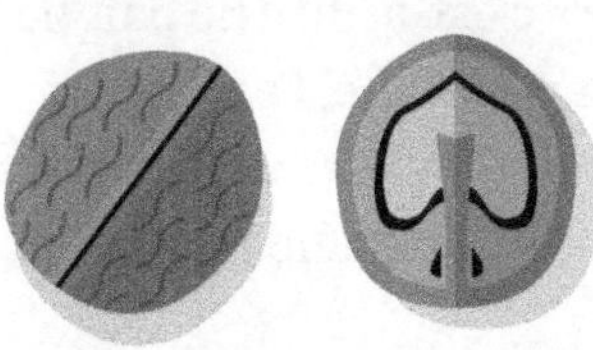

2. AUBERGINE : LE BALAYEUR DE GRAISSES

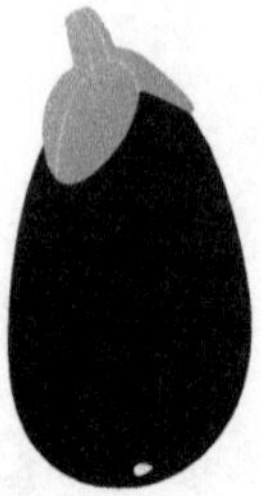

Très riche en fibres solubles, notamment en pectine, l'aubergine crée dans l'appareil digestif une sorte de filet qui emprisonne les graisses absorbées au cours du même repas... et les élimine naturellement. Du balai !

3. BLANCS DE DINDE ET DE POULET : *CHICKEN LIGHT*

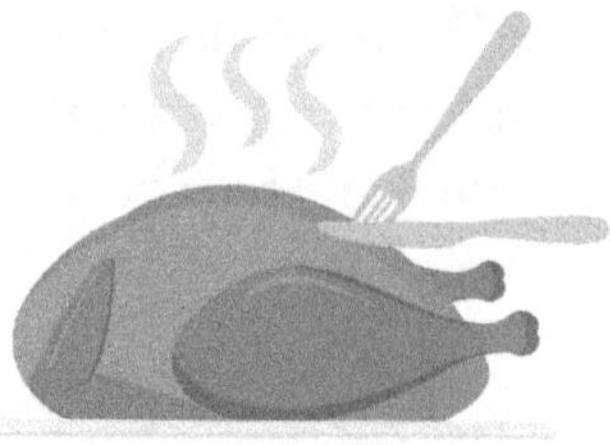

Très riches en protéines et presque dénués de graisse, les blancs de volaille sans peau sont des viandes « brûle-graisses » modèles. Ne confondez pas avec les wings et autres préparations ultra-grasses et salées « à base de dinde ou de poulet ». Nous parlons ici de blancs à poêler, de bonne qualité.

4. BŒUF (RUMSTECK/FAUX-FILET) : L'EFFET BŒUF

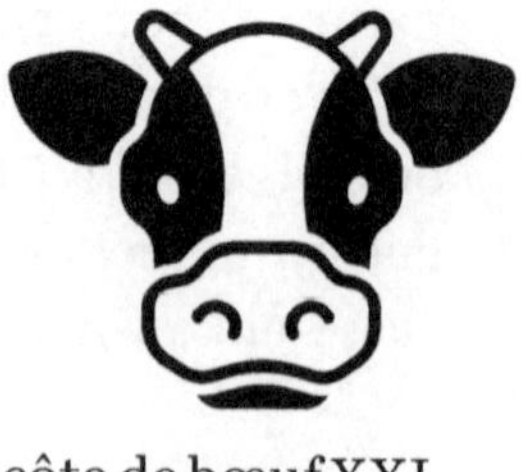

De la protéine brûle-graisses premium, ça, Madame. En tartare, carpaccio, grillé, poêlé, au bbq, tout est parfait du moment que la viande reste « nature » c'est-à-dire ne baigne pas dans la sauce. En revanche, l'entrecôte, la côte de bœuf XXL et le cheeseburger n'ont rien à faire dans votre assiette, ni la sauce au roquefort dont vous envisagiez de napper votre rumsteck.

5. CABILLAUD : LE POISSON TAILLE FINE

Sa chair est très, très maigre, c'est le poisson le moins gras. Ses protéines suscitent spécialement l'intérêt des chercheurs, car elles facilitent la combustion du sucre, contrairement à d'autres protéines animales (bœuf, porc, œufs, volaille, produits laitiers). En plus, le cabillaud renferme de l'iode, oligoélément stimulant la glande thyroïde, chef d'orchestre de notre silhouette. Ça marche aussi avec le colin, le merlu, et en réalité avec tous les autres poissons blancs – sole, carrelet...

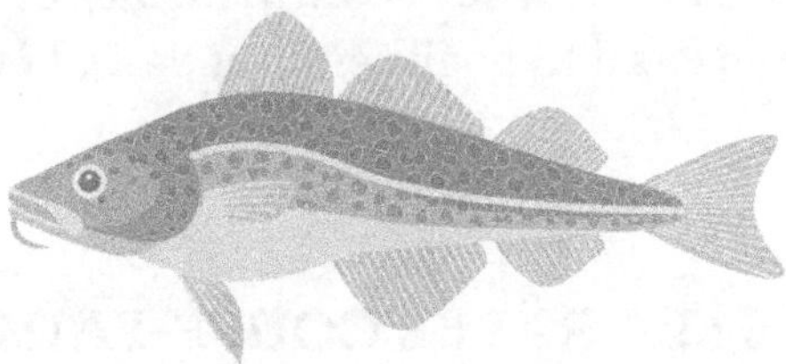

6. CAFÉ : LE BEST OF CAFÉINE

Le café tout simple est un aller simple pour booster le métabolisme et brûler les graisses pendant plusieurs dizaines de minutes. Sans sucre ni lait, merci (et sans petit spéculoos ou autre biscuit gourmand non plus !). Attention cependant, la caféine devient vite un faux ami et, c'est bien connu, énerve jusqu'à empêcher de dormir, ce qui n'est bon ni pour le bien-être ni pour la silhouette puisqu'un mauvais sommeil favorise la prise de poids.

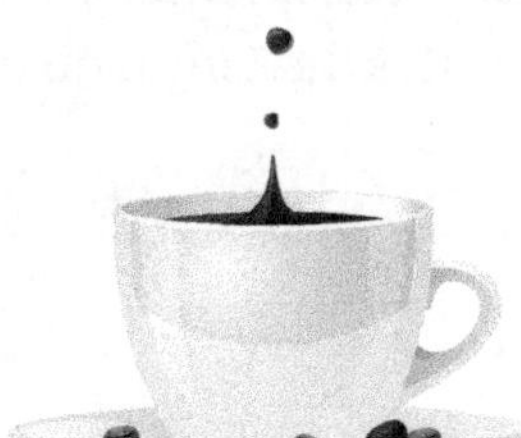

7. CANNELLE : LE BÂTON ANTIFRINGALES

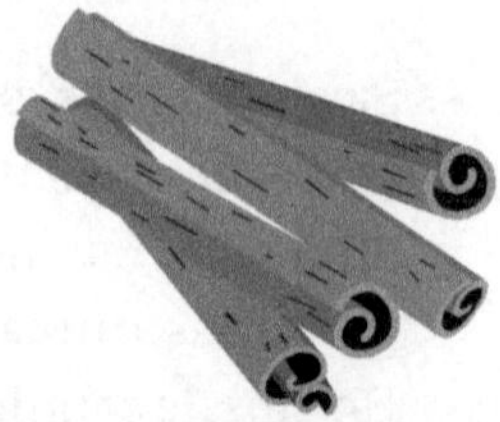

Sa teneur en fibres est réellement déconcertante, puisque cette épice est constituée pour plus de moitié de fibres utiles pour caler et gonfler dans l'estomac. 1 cuillère à café, soit 2 grammes de cannelle, en apporte près de 1,3 gramme, un score loin d'être négligeable. Mais sa botte secrète, c'est le HCMP, un flavonoïde apte à prêter main-forte à notre insuline pour faire pénétrer le sucre sanguin dans nos cellules. En clair, la cannelle est antifringales et spécialement recommandée en cas d'hypoglycémie et de diabète.

8. CAROTTE : LA RÂPÉE COUPE-FAIM

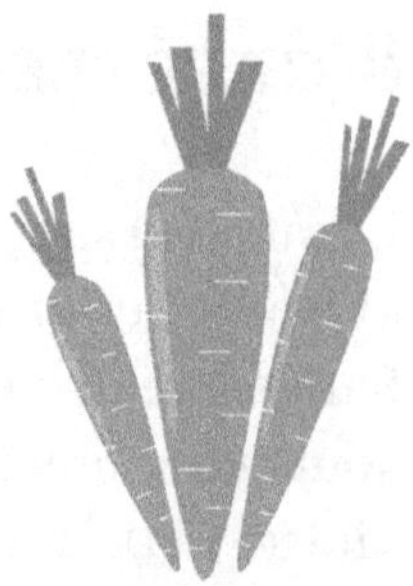

Les fibres de la carotte rééquilibrent le transit intestinal et possèdent un formidable effet coupe-faim. Carottes râpées, cuites, en rondelles, en tout ce que vous voulez, ce sera toujours une bonne idée. Crue, elle coupe la faim comme nul autre. On l'assaisonne alors avec des jus d'agrumes (citron, orange, pamplemousse, yuzu...), des herbes (coriandre, ciboulette...) et juste un filet d'huile d'olive ou de noix. Cuite, elle délivre son bêta-carotène, antioxydant. Elle se marie très bien aux saveurs orientales du cumin ou du curry.

9. CÉLERI : L'EMPÊCHEUR DE TOURNER EN STOCK

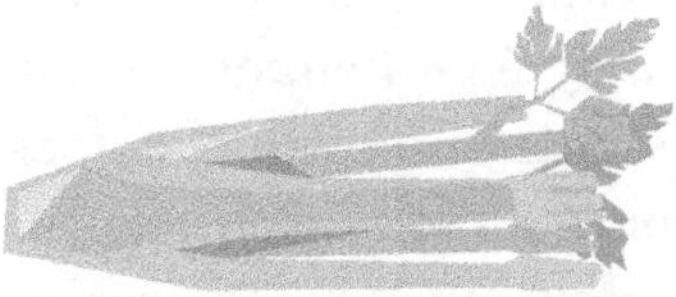

Rave ou en branche, le céleri se distingue par sa haute teneur en fibres. Il remplit l'estomac et coupe la faim sans apport calorique ou presque. Il renferme de la vitamine C et de la vitamine B6, certes en petite quantité, mais aux qualités intéressantes puisque ces dames favorisent la production de noradrénaline, un neurotransmetteur aidant à limiter la mise en réserve des graisses. Prudence cependant. Oubliez la « rémoulade », c'est-à-dire la mayonnaise. 100 grammes = 30 grammes de graisse (soit 277 calories), alors qu'au naturel c'est 18 minuscules calories pour 100 grammes.

10. CHOUX : LES EXPERTS EN VITAMINE C

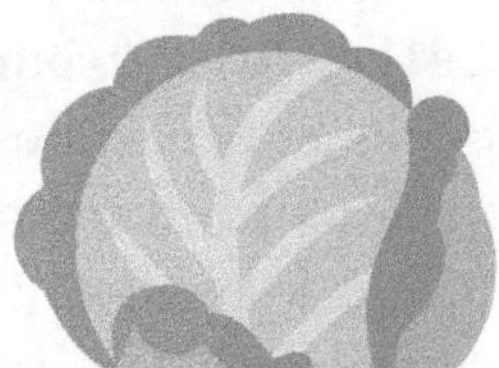

Une teneur étonnante en vitamine C, « coupe-faim » et génératrice d'énergie, même après cuisson. Saviez-vous que lorsque l'on manque de vitamine C, le stress facilite la prise de poids ? Dans la famille « choux », le brocoli possède un « + » : son acide alphalipoïque, un antioxydant majeur, aide en plus à brûler le sucre plutôt que de le stocker ! Et ne soyez pas obnubilée par le kale. Ce chou originel, certes particulièrement riche en vitamines C et K (mais comme bien d'autres feuilles vertes), est également plutôt indigeste.

11. CITRON : *PROFILER* DE GRAISSES

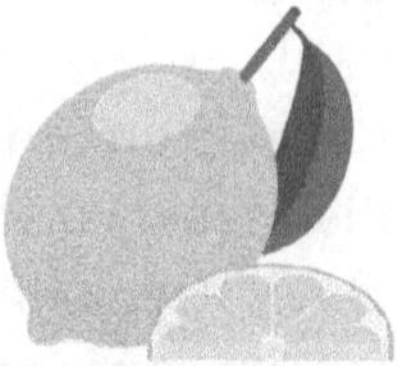

Les aliments acides comme le citron tempèrent la glycémie (taux de sucre sanguin), donc offrent une garantie contre le stockage des graisses. Ce petit exploit est obtenu par simple biais mécanique puisque le citron ralentit la digestion, freinant du même coup les sucres. Quelques cuillères à café de jus de citron peuvent ainsi réduire jusqu'à 30 % le taux de sucre sanguin après un repas. Or, trop de sucre dans le sang = stockage assuré dans les capitons.

12. ENDIVE : LA SALADE BRÛLE-GRAISSES DES PARESSEUSES

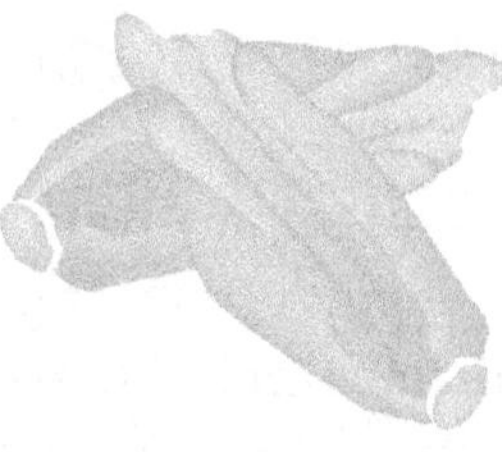

Dans l'endive, il n'y a rien ou presque, et c'est précisément ce qui est intéressant. Ce légume léger comme une plume affiche quelques rarissimes traces de graisses, à peine plus de protéines et de sucres (lents). Bref, il ne « compte » presque pas au niveau calorique. En revanche, il nous fait « boire » (95 % de l'endive, c'est de l'eau !), nous sert le plein en minéraux et en fibres très digestes et, enfin (en cas d'amertume), en substances propices à la stimulation des sécrétions digestives. En plus, même les plus paresseux acceptent de rincer cette « salade » sous un filet d'eau (compter 5 à 7 secondes sans autre effort que celui d'ouvrir le robinet) et de la découper en fines rondelles (5 secondes encore).

13. ÉPINARD : LE MAÎTRE DU SUCRE

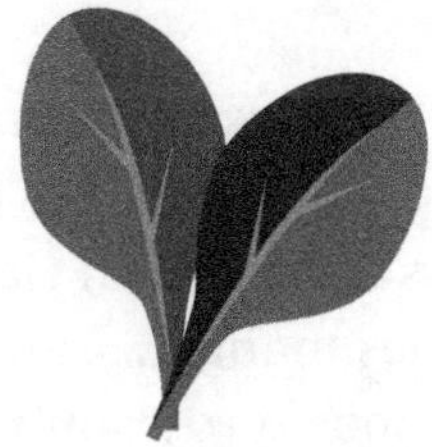

L'épinard, comme le brocoli, renferme de l'acide alphalipoïque, un antioxydant puissant et brûle-graisses. Outre ses propriétés santé, il influence le rythme de combustion du sucre sanguin par l'organisme. Et, selon le principe des vases communicants, plus on brûle de sucre... moins on en stocke.

14. FRAMBOISE : LES KÉTONES *FAT BURNER*

Comme la fraise, la framboise fait partie des fruits les moins caloriques car les moins sucrés. Mais ce sont surtout ses cétones qui nous intéressent. Comparable à la capsaïcine, le principe actif « piquant » des piments, la cétone est un composé phénolique antioxydant qui procure son odeur caractéristique à la framboise. Elle a montré en laboratoire son aptitude à empêcher le stockage ET à déstocker les graisses. Bien sûr l'effet reste modeste, surtout compte tenu du fait que l'on consomme quelques framboises ici ou là. Mais c'est donc un super-plan, en été, de grignoter une barquette de framboises dans la journée : plaisir, légèreté et cétones le tout empaqueté dans un joli fruit vitaminé, que demander de plus ? Il va sans dire que ça marche tout de suite moins bien en tarte, sorbet ou milk-shake...

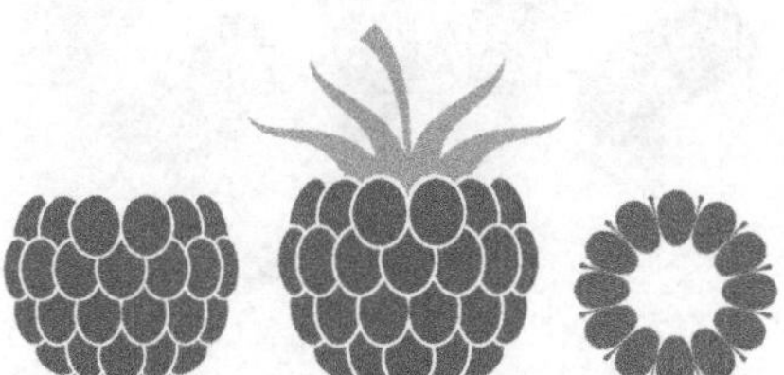

15. FROMAGE FRAIS/FROMAGE BLANC : LE IT DESSERT BRÛLE-GRAISSES

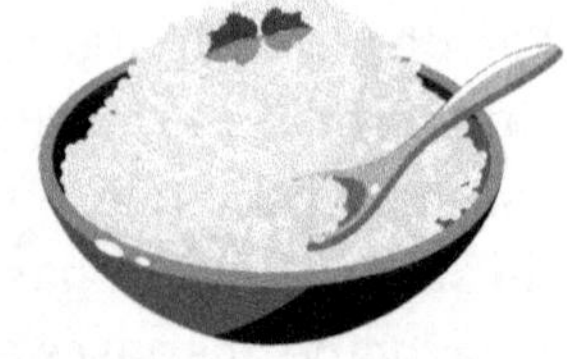

De pures protéines (surtout le fromage frais) associées à juste ce qu'il faut de sucre naturel (lactose) pour justement les manger... sans sucre (ajouté), le tout pour zéro gramme de gras. Et comme les protéines aident à fabriquer du muscle, grand consommateur de calories, même au repos, voilà de parfaits aliments « brûle-réserves ». Aromatiser avec des herbes fraîches et du poivre, en version salée, ou avec de la cannelle en poudre pour les gourmands.

16. HARICOT SEC ET LENTILLE : LES CHEFS DU CCK

L'un comme l'autre sont riches en protéines, vitamines et en différentes fibres étonnantes, dont certaines agissent au cœur de la digestion. Résultat : la production d'une hormone appelée CCK, coupe-faim de premier ordre.

À consommer avec un filet d'huile d'olive plutôt que baignant dans la graisse d'oie au cœur d'un bon cassoulet.

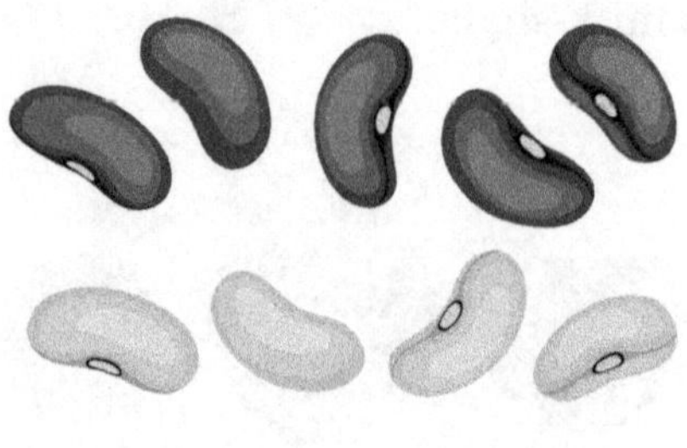

17. HARICOT VERT : LE TOP-MODÈLE

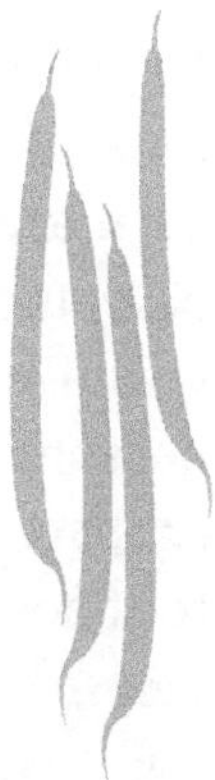

Dandy des régimes minceur, omniprésent dans toutes les méthodes pour perdre du poids, c'est le légume auquel on voudrait ressembler : fin, souple, racé, quelle classe ! Le haricot vert est, curieusement, bien pourvu en protéines, prouesse plutôt rare chez les végétaux. Résultat : il « cale » mieux que la plupart des autres légumes. Il est aussi extrafort en pectines, ces géniales fibres qui piègent les graisses et retardent l'absorption des sucres. Pour résumer, nous sommes face à un parfait brûle-graisses.

18. JAMBON BLANC : LA VIANDE MAGIQUE

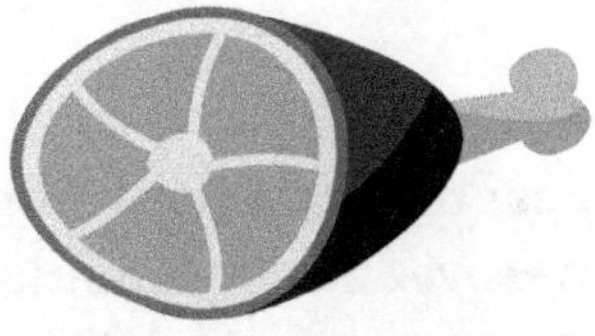

Le jambon possède de nombreux atouts, avec, en tête, une simplicité de consommation inégalée. Il peut être dégusté tel quel, sans aucune préparation, à n'importe quelle heure de la journée. À condition de le choisir de qualité dite « supérieure » (c'est marqué en gros sur l'emballage), il apporte de bonnes protéines très maigres et se révèle donc particulièrement rassasiant. Seul bémol : sa teneur un peu trop élevée en sel, que l'on atténue en optant pour des produits « - 25 % de sel » et que l'on compense grâce aux légumes verts. Plus globalement, le porc est la viande la plus riche en vitamine B1, qui préside à la transformation des calories en énergie et fait « voir la vie en rose ». Toujours ça de pris... Alors bienvenue au filet mignon, léger et savoureux. En revanche, oubliez travers de porc, échine ou côtes secondes, beaucoup trop grasses pour ce que vous savez.

19. ŒUF : LA PROTÉINE PARFAITE

Le plus riche en protéines, c'est le blanc. Le plus riche en matières grasses, c'est le jaune. Mais ne soyez pas dédaigneux envers ce dernier car parmi ses graisses, il y a de la lécithine... brûle graisses. Ne vous mettez plus la rate au court-bouillon, comme disait ma grand-mère, mangez tranquillement en comptant 2 œufs par personne et par repas. Ne faites pas comme ce collègue qui se prépare chaque matin une omelette de 6 œufs, là ce n'est pas du tout possible !

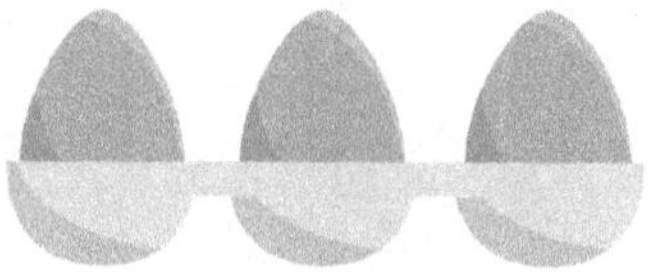

20. PAMPLEMOUSSE : LE FRUIT ANTIFRINGALES

Il réduit les pics d'insuline, donc les fringales. Donc le stockage des graisses. Autant de moins à éliminer ! Quand vous le préparez, ne soyez pas trop maniaque avec la petite peau blanche : bourrée de pectines, c'est un bon allié question fibres, profitez au lieu de jeter. Attention : nous parlons bien ici du fruit et non du jus de fruits, nettement moins intéressant dans un cadre minceur.

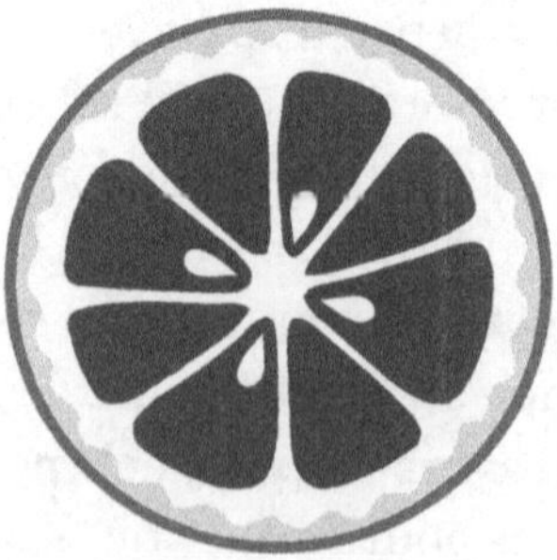

21. POMME : AU PARADIS DU BRÛLE-GRAISSES

Riche en fibres, surtout quand on la croque avec la peau (2,1 grammes de fibres pour 100 grammes de pomme épluchée contre 3,7 grammes non épluchée), la pomme s'illustre par une teneur très intéressante en pectine, fibre douce formant un gel visqueux dans l'estomac, piégeant les graisses au passage. En plus, son croquant participe activement à la sensation d'avoir suffisamment mangé – une texture partagée avec peu d'aliments finalement, à part la carotte, ou encore le fenouil ou le céleri-rave que l'on croque un peu plus rarement à pleines dents...

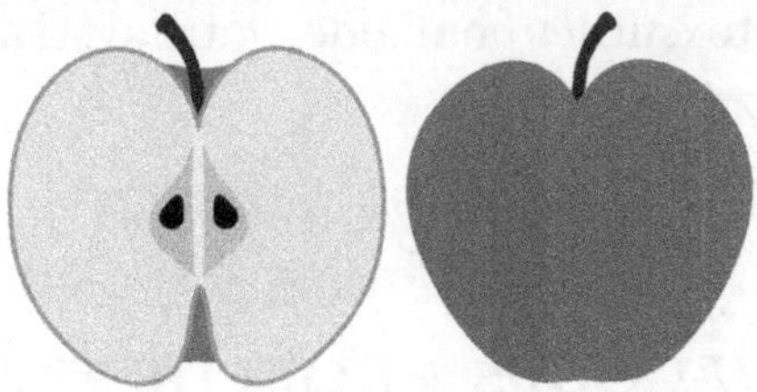

22. QUINOA : SANS GLUTEN

Le quinoa, petite graine rangée sur les linéaires des céréales entre le riz et le blé, ne renferme pas de gluten et apporte de la lécithine, une super-graisse antikilos, favorisant le déstockage des graisses, surtout localisées. Une bonne alternative aux pâtes pour ceux qui cherchent à manger sans gluten.

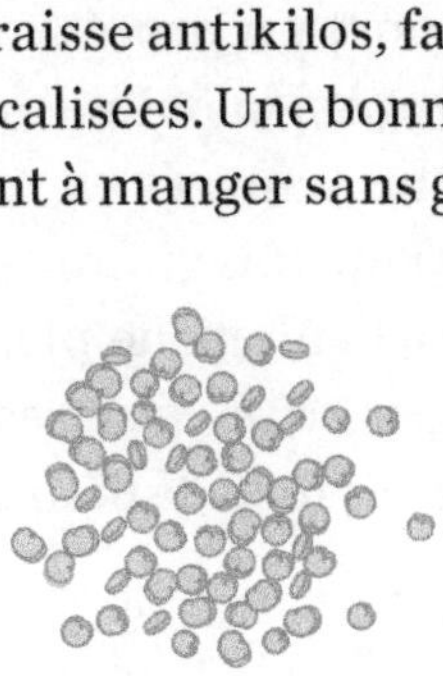

23. RADIS : OPÉRATION DÉTOX

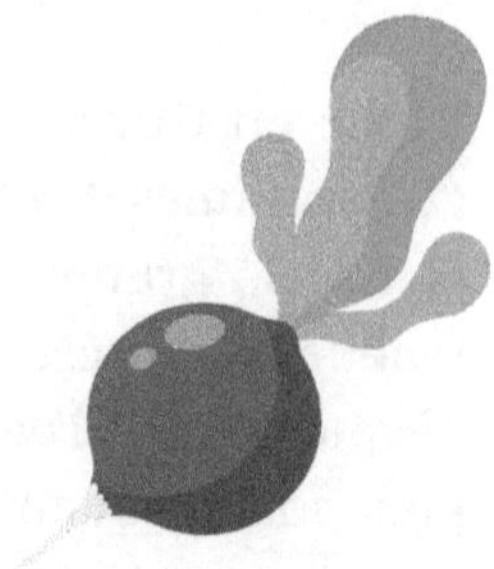

De tous les radis de l'espèce *raphanus* (radis noir, rose, daïkon), le noir est le plus intéressant d'un point de vue santé. Extra-dépuratif, il améliore le fonctionnement de l'ensemble du système digestif et d'élimination. En outre, il apporte son lot de fibres, de minéraux et de vitamine C : un vrai sésame qui lui ouvre toutes grandes les portes de votre cuisine. Pour adoucir sa saveur parfois très piquante, dégustez-le trempé dans du fromage blanc. Comme l'ail, il renferme des composants détox, utiles pour aider votre système de nettoyage interne à mieux fonctionner.

24. SAINT-JACQUES & NOIX DE PÉTONCLE : LES PROTÉINES MAIGRES DE L'OCÉAN

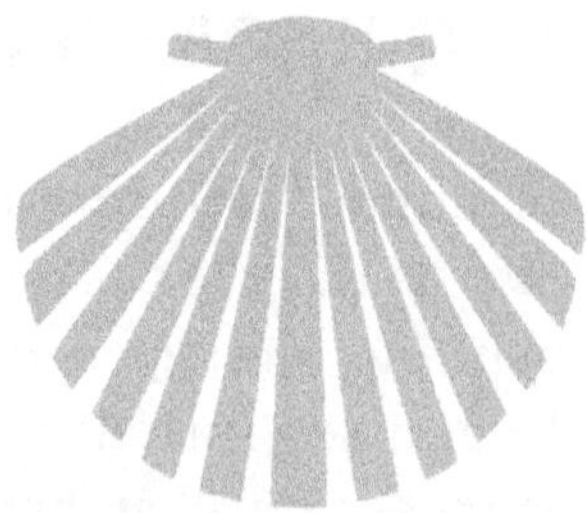

On dirait que ces coquilles magiques ont été imaginées pour garder la ligne : délicieuses, elles comblent les sens comme peu d'autres aliments. Championnes de l'apport en protéines, elles remportent aussi la palme des fruits de mer les plus pauvres en graisses : 0,1 gramme pour 100 grammes ! Souquez ferme vers ces merveilles à l'apport calorique plancher (64 calories aux 100 grammes), ce sont des brûle-graisses de grande classe. C'est la fin du mois ? Achetez des noix de pétoncle : mêmes propriétés, mais moins chères.

25. SALADE VERTE : À VOLONTÉ !

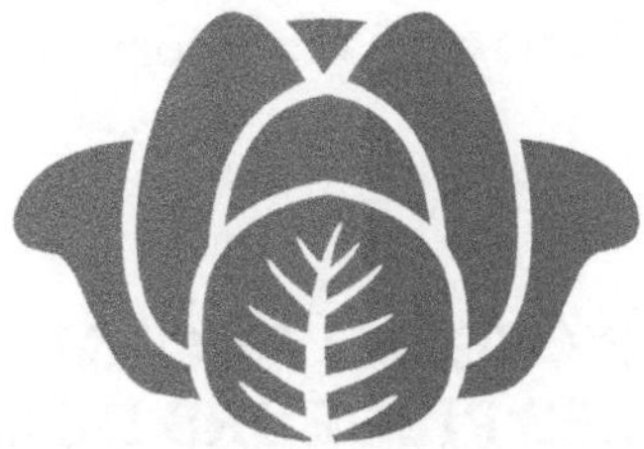

Quasi zéro calorie, et pourtant une belle teneur en minéraux pour toutes les salades, en chrome pour la romaine, en oméga 3 pour la roquette et la mâche... Toutes ces petites mains aident à combler l'appétit et à équilibrer la glycémie, empêchant d'avoir faim donc de manger trop, tout simplement. Des outils brûle-graisses précieux, d'autant qu'elles apportent aussi un supplément d'antioxydants. Un conseil : pas un repas sans salade.

26. SAUMON, MAQUEREAU, SARDINE : LES OMÉGA 3 TAILLE FINE

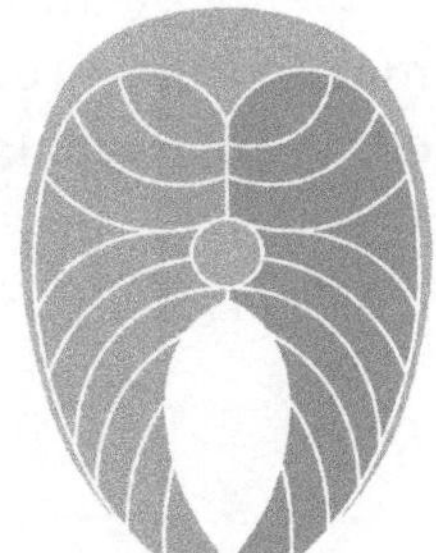

Les oméga 3, ces acides gras essentiels, favorisent les échanges entre les cellules, permettant ainsi aux graisses stockées d'en sortir plus facilement. Les poissons dits « gras » – saumon, maquereau, sardine, truite, anchois – en sont la meilleure source. À condition de les consommer les moins préparés possible. C'est en tartare, en carpaccio, rapidement pochés ou cuits vapeur qu'ils donnent le meilleur d'eux-mêmes. Surtout pas sous forme de saumon béarnaise ! S'ils sont congelés, ça marche aussi, mais ne les oubliez pas au fond de votre congélateur : plus le temps passe, plus leur teneur en oméga 3 s'amenuise.

Bonus : la sardine est la reine du coenzyme Q10, un superbe composant protecteur cardiaque et indispensable pour la production d'énergie dans le corps, c'est-à-dire la combustion des graisses.

27. SON D'AVOINE OU DE BLÉ : LES PIÉGEURS DE GRAISSES

Dotés d'une quantité remarquable de fibres solubles et insolubles, les sons d'avoine et de blé procurent une sensation rapide de satiété et captent une partie des graisses alimentaires. Ces sons ressemblent à des paillettes, que l'on incorpore aux yaourts, fromages blancs, salades de crudités ou à différentes préparations culinaires : gratins, crêpes, sauces, pain et gâteaux... N'en abusez pas, car les fibres du son sont laxatives et peuvent irriter le tube digestif. La bonne dose : 1 cuillère à soupe par repas, surtout riche (fêtes, Noël, anniversaire...). Vous en trouverez facilement en magasin bio ou diététique, en pharmacie et au rayon diététique des grandes surfaces.

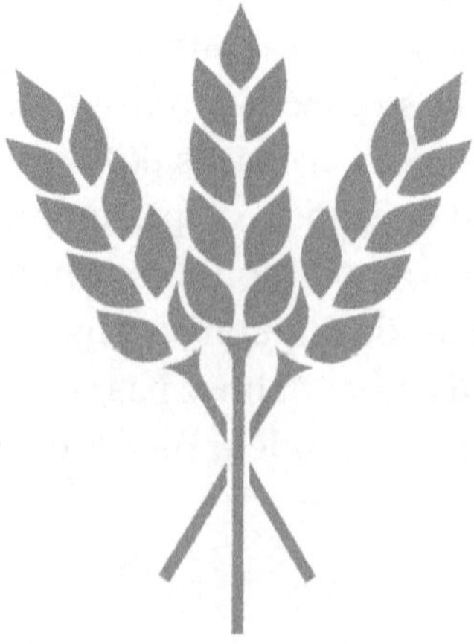

28. THÉ : LA MEILLEURE BOISSON POUR MAIGRIR DU BAS

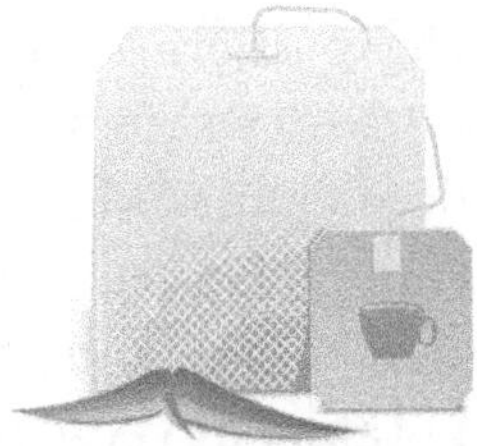

4 bonnes raisons de boire du thé, la boisson la plus consommée au monde.

① *Ses tanins* empêchent l'assimilation des graisses.
② *Sa théine* augmente le métabolisme de base de l'organisme.
③ *Ses catéchines* modifient la répartition corporelle des graisses, les empêchant de s'installer autour du ventre.
④ *Son EGCG* (l'épigallocatéchine gallate) est coupe-faim, elle renforce l'efficacité de nos propres hormones rassasiantes.

Sans sucre, ni sucrette, ni lait, évidemment. Mais avec un peu de jus de citron si vous aimez, car il permet de préserver les fragiles catéchines, rendant le thé encore plus efficace dans la lutte contre les kilos.

29. THON : LE SEIGNEUR DE LA MINCEUR

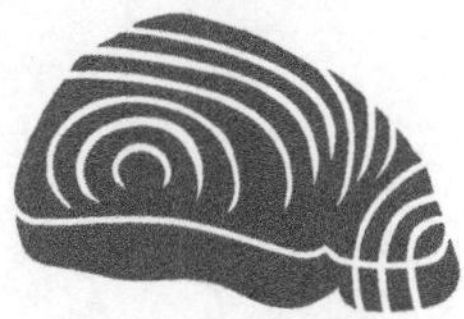

Sa chair musculeuse est constituée quasiment exclusivement de protéines et d'un peu d'oméga 3. Un peu comme le saumon, si ce n'est que le thon possède une chair plus rassasiante et que c'est le poisson le plus riche en fer. C'est aussi un champion de vitamines B6 et B12, bienvenues pour bien digérer et mieux gérer le stress au quotidien (un facteur de surpoids classique). Si vous optez pour le thon à l'huile, égouttez-le soigneusement.

30. VINAIGRE : SUR LA TABLE

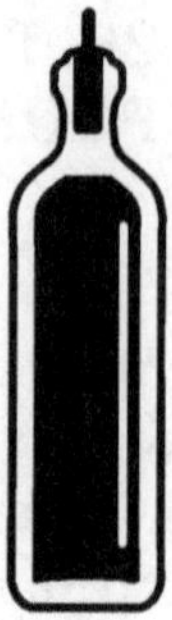

Une cuillère à soupe de vinaigre peut réduire jusqu'à 30 % le taux de sucre sanguin après un repas. Et moins de sucre dans le sang, c'est moins de graisses dans les capitons, on ne le répétera jamais assez. Une suggestion : posez une petite bouteille de vinaigre jolie sur la table, et versez-en un filet ici ou là sur vos plats, crudités, salade...

Chapitre 4

Programme en 4 semaines spécial « maigrir du bas : anticellulite – anti-culotte de cheval »

SEMAINE 1

Bienvenue dans votre programme spécifique « cellulite – culotte de cheval ». Pendant 1 mois, nous allons mettre toutes les armes de votre côté pour améliorer l'aspect de la peau et pour gommer cette surcharge de graisse au niveau des cuisses. Chaque jour, vous allez agir sur deux plans : celui de l'*activité physique* et des *massages*, et sur le plan *alimentaire*, avec des menus élaborés spécifiquement. Avec des aliments à index glycémique (IG) bas pour permettre le déstockage, pauvres en sel pour éviter la rétention d'eau, ils sont aussi riches en actifs drainants pour aider à éliminer, et en polyphénols, qui, en favorisant une bonne tonicité des veines et vaisseaux, permettent une bonne circulation sanguine.

Nous vous proposons systématiquement une collation, mais vous n'êtes pas obligée de la prendre. En revanche, si vous sentez que vous avez faim, si vous avez prévu de faire du sport le soir, ou si vous savez que vous allez dîner tard, n'hésitez pas : vous éviterez les pulsions de grignotages de fin de journée. Mais dans tous les cas, n'oubliez pas votre boisson ou votre tisane drainante : ça, c'est obligatoire !

Avant de commencer

Un petit bilan avant d'entamer votre programme. Prenez un mètre de couturière et notez ci-dessous :

Vos mensurations :
Fesses : .... cm (au niveau le plus fort)
Cuisses : .... cm (circonférence d'une cuisse)
Genoux : .... cm (circonférence d'un genou)

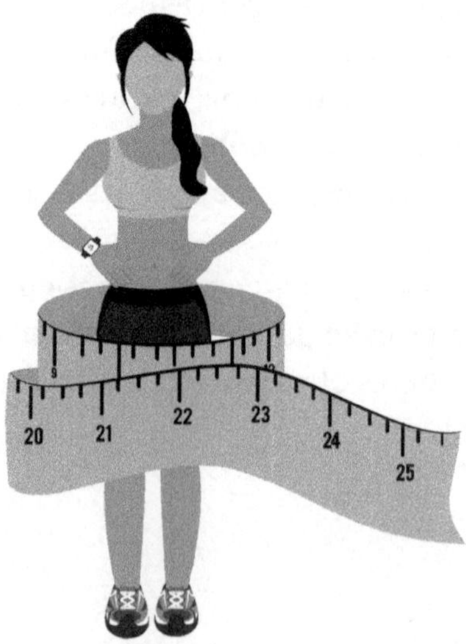

L'épicerie indispensable pour l'ensemble du programme

Avant de faire vos courses, vérifiez le contenu de vos placards. Vous avez forcément déjà une bonne partie des ingrédients.

- ❑ 1 bouteille d'huile de colza
- ❑ 1 bouteille d'huile d'olive
- ❑ 1 bouteille de vinaigre de vin ou de cidre
- ❑ 1 pot de moutarde en grains
- ❑ Câpres
- ❑ Cornichons
- ❑ Muscade
- ❑ Curry
- ❑ Cannelle
- ❑ Paprika
- ❑ Cumin
- ❑ Curcuma
- ❑ Piment d'Espelette ou de Cayenne (selon votre tolérance personnelle)
- ❑ Persil surgelé
- ❑ Aneth surgelé
- ❑ Basilic surgelé
- ❑ Coriandre surgelée
- ❑ Ciboulette surgelée
- ❑ Gingembre frais émincé surgelé
- ❑ Thym
- ❑ Amandes effilées
- ❑ Amandes entières
- ❑ Raisins secs
- ❑ Sirop d'agave
- ❑ Cacao amer en poudre
- ❑ Thé vert ou noir
- ❑ Eau de fleur d'oranger (facultatif)
- ❑ Extrait de vanille (facultatif)
- ❑ Ail
- ❑ Oignons
- ❑ Échalotes
- ❑ Maïzena®

Si vous faites vos courses hebdomadaires en une seule fois, le week-end, nous vous conseillons de choisir vos viandes et poissons en surgelés, pour des raisons de conservation. Vous pourrez alors les faire passer du congélateur au réfrigérateur, le matin. Quand vous les retrouverez le soir, ils auront tranquillement décongelé et vous n'aurez plus qu'à les cuire, comme des frais, sans problème d'hygiène. Mais si vous avez un poissonnier ou un boucher près de chez vous, ou que vous pouvez passer chaque soir acheter ce qu'il vous faut en « frais » pour le lendemain, c'est évidemment le must.

Liste de courses de la semaine

Chez le boulanger
- ❑ 1 pain complet

Au supermarché

Rayon frais
- ❑ Yaourts nature (un pack de 8)
- ❑ Yaourt au soja (un pack de 4)
- ❑ Fromages blancs (un pack de 4 pots individuels)
- ❑ Compote sans sucre ajouté (un pack de 4)
- ❑ 2 œufs
- ❑ 1 sachet de mâche
- ❑ 2 tranches de jambon blanc bio ou Label Rouge (surtout pas de « premier prix »)
- ❑ Crème à 8 %

Rayon épicerie
- ❑ 1 paquet de muesli sans sucre ajouté
- ❑ 1 paquet de riz complet
- ❑ Lait demi-écrémé bio (2 bouteilles)

Rayon surgelés
- ❑ 1 sac de soupe de carotte nature, en galets
- ❑ 1 sac de framboises
- ❑ 1 sac de fleurettes de chou-fleur
- ❑ 1 sac de fruits rouges mélangés
- ❑ 1 sac de myrtilles
- ❑ 1 sac de prunes surgelées
- ❑ 1 sac d'ananas surgelé
- ❑ 1 sac d'asperges
- ❑ 1 sac de haricots verts
- ❑ 1 sac de moules surgelées
- ❑ 1 pavé de thon
- ❑ 2 dos de cabillaud
- ❑ 1 sac de crevettes décortiquées surgelées

Côté primeur

- ❑ 2 citrons
- ❑ ¼ de concombre
- ❑ 2 oignons
- ❑ 2 pommes de terre (spécial vapeur)
- ❑ 2 bananes
- ❑ 2 pommes
- ❑ 1 pamplemousse rose
- ❑ 1 carotte
- ❑ 3 tomates
- ❑ 1 orange
- ❑ 1 courgette
- ❑ ¼ de concombre
- ❑ 1 poivron rouge

Dans un magasin bio et diététique

- ❑ 1 pot de purée d'amande
- ❑ Huile onagre

Si vous déjeunez chez vous, prévoyez en plus :

Côté primeur

- ❑ ½ concombre
- ❑ 2 kiwis
- ❑ 1 petite betterave
- ❑ 4 tomates
- ❑ 1 banane
- ❑ 2 pommes de terre (spécial vapeur)
- ❑ 1 carotte
- ❑ 1 botte de radis roses
- ❑ 1 petite aubergine
- ❑ 1 mangue
- ❑ 1 citron
- ❑ 1 endive
- ❑ 1 poignée de noix
- ❑ 1 pamplemousse rose

Rayon surgelés

- ❑ 1 sac de ratatouille surgelée
- ❑ 1 sac de courgettes surgelées
- ❑ 1 pavé de saumon
- ❑ 1 sac de purée de brocoli nature

Rayon épicerie

- ❑ 1 paquet de spaghettis
- ❑ 1 petite boîte de pois chiches

Rayon frais

- ❑ Yaourts nature (pack de 4)
- ❑ Fromage blanc (1 pot)
- ❑ 2 blancs de poulet fermier
- ❑ Crème à 8 %
- ❑ 1 steak emballé sous atmosphère protectrice
- ❑ Coulis de fruits rouges sans sucre ajouté

Si vous avez besoin d'une collation, pensez à :
- ❑ 7 pots de fromage blanc
- ❑ 7 pots de compote de fruits sans sucre ajouté

À la fin de la semaine, selon les repas que vous aurez pris chez vous ou non, il vous restera peut-être des fonds de fromage blanc ou de crème, un morceau de concombre... Ne vous inquiétez pas, ils seront utilisés la semaine prochaine.

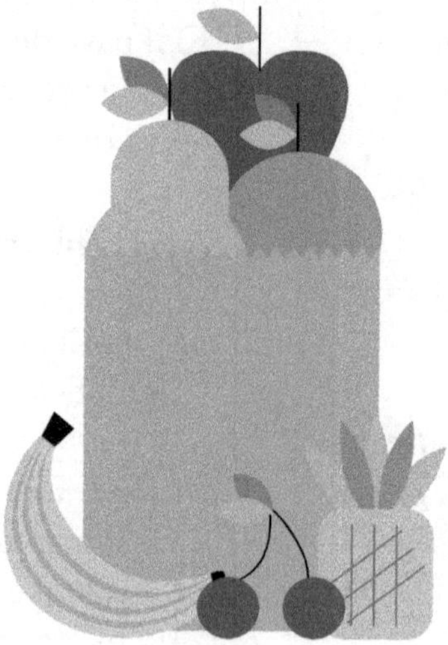

JOUR 1

Petit-déjeuner

1 thé vert ou noir (sans sucre)

Yaourt nature + muesli sans sucre ajouté

Orange

Thés vert et noir apportent des polyphénols qui ont une action tonique sur les vaisseaux sanguins. Choisissez celui que vous préférez.

Après votre douche

Prenez 5 minutes pour masser les zones rebelles en les pétrissant bien entre le pouce et les doigts opposés. Pour que l'opération soit plus facile, appliquez notre huile aroma (recette p. 62), ou utilisez une crème anticellulite. Vous pouvez aussi choisir les ventouses anticellulite, qui permettent un massage « façon palper rouler » efficace, sauf si vous avez une fragilité veineuse ou des varices (risques de bleus).

Déjeuner

Concombre sauce au yaourt et à la menthe

1 tranche de pain complet

1 blanc de poulet grillé + courgettes vapeur

Kiwi

- *Assaisonnez ¼ de concombre coupé en rondelles avec 1 yaourt nature et 1 c. à c. de menthe surgelée ciselée. Poivrez.*
- *Faites dorer 1 blanc de poulet 6 minutes de chaque côté (ajustez selon l'épaisseur du filet) et servez avec 2 poignées de courgettes cuites 15 minutes à la vapeur, assaisonnées avec 1 c. à s. de crème à 8 % et du curcuma.*

Collation

1 verre de boisson drainante ou tisane maison
+ (facultatif) :
1 pot de fromage blanc
1 compote de fruits sans sucre ajouté

Dîner

Carottes râpées
*Dos de cabillaud en papillote**, riz complet
Pomme cuite à la cannelle

- *Assaisonnez 1 carotte râpée avec 1 c. à s. d'huile de noix et 2 c. à s. de vinaigre de cidre.*
- *Servez la papillote avec 60 à 80 g de riz complet cuit al dente selon les indications du paquet.*
- *Pour le dessert, lavez et évidez 1 pomme, déposez-la dans un ramequin spécial micro-ondes et laissez cuire 5 minutes. Ou bien dans un plat à four, 30 minutes environ au four à 180 °C (th. 6).*

C'est la Recette

DOS DE CABILLAUD EN PAPILLOTE

› Déposez 1 dos de cabillaud surgelé sur une feuille de papier sulfurisé, ajoutez ½ oignon émincé, le jus de ½ citron, 2 tomates coupées en dés et 1 c. à s. de basilic ciselé. Refermez et faites cuire 20 minutes au four à 180 °C (th. 6).

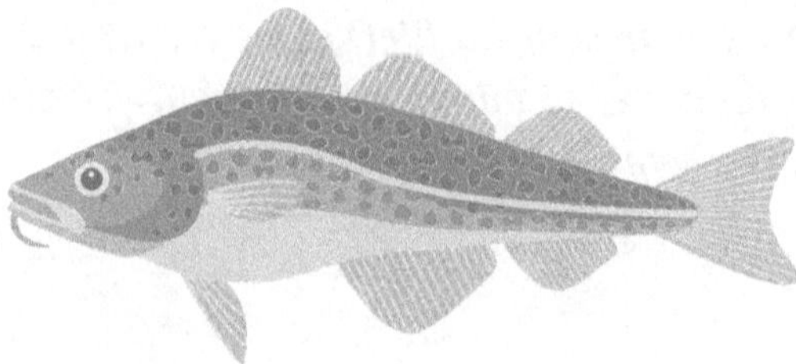

ADOPTEZ DES PLANTES DRAINANTES

Les plantes veinotoniques (hamamélis, petit houx, marron d'Inde, feuille de myrtille, citronnelle...) et celles luttant contre la rétention d'eau (fucus, thé vert, frêne, queue de cerise, reine-des-prés, orthosiphon, cassis, sureau, pissenlit...), permettent de faire dégonfler les jambes. Vous les trouverez facilement en tisanes.

VOTRE TISANE SUR MESURE (ANTI-EAU, CIRCULATOIRE ET AMINCISSANTE)

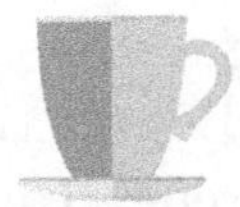

› Mélangez 75 g de feuilles de frêne, 75 g de feuilles de cassis, 75 g de feuilles de myrtilles, 45 g de citronnelle. Laissez infuser 1 c. à c. du mélange dans 20 cl d'eau, pendant 10 minutes hors du feu dans une casserole couverte. Filtrez avant de boire.

JOUR 2

Petit-déjeuner

1 thé vert ou noir (sans sucre)

2 tranches de pain complet légèrement tartinées de purée d'amande

1 compote sans sucre ajouté

Yaourt au lait de soja

Servez le yaourt de soja dans un bol, nappez de compote et parsemez de cannelle.

Après votre douche

Prenez 5 minutes pour masser les zones rebelles, en pétrissant bien entre le pouce et les doigts opposés (voir p. 103).

Déjeuner

Salade de betterave

Steak grillé, spaghettis à la concassée de tomates fraîches et basilic

Banane

- *Assaisonnez 1 petite betterave coupée en dés avec 1 c. à s. d'huile de noix et 2 c. à s. de vinaigre de cidre. Donnez un tour de moulin à poivre (évitez le sel !)*
- *Faites griller 1 steak (selon la cuisson que vous souhaitez) et servez avec 60 à 80 g de spaghetti cuits* al dente. *Ajoutez 1 tomate fraîche coupée en petits dés, du basilic ciselé et un tour de moulin à poivre.*
- *En dessert, croquez une banane, riche en potassium... anti-rétention d'eau !*

Collation

1 verre de boisson drainante ou tisane maison

+ (facultatif) :

- 1 pot de fromage blanc
- 1 compote de fruits sans sucre ajouté

Dîner

- Soupe de carottes au curry
- 2 œufs à la coque
- 1 tranche de pain complet en mouillettes, salade de mâche
- Salade de pamplemousse
  - *Pour la soupe, faites décongeler des galets de soupe surgelée et ajoutez quelques pincées de curry.*
  - *Faites cuire 2 œufs 3 minutes à l'eau bouillante, servez aussitôt.*
  - *Assaisonnez 1 belle poignée de mâche avec un peu d'huile d'olive et de jus de citron.*
  - *En dessert, coupez 1 pamplemousse rose en deux, détachez les segments à l'aide d'un couteau à pamplemousse et servez dans un ramequin.*

Votre séance anti-culotte de cheval (à caser quand vous voulez dans la journée)

- **Commencez 5 minutes de relevés de jambes :** à quatre pattes (sur un tapis pour ne pas vous faire mal aux genoux), prenez appui sur vos coudes. Inspirez, puis expirez en tendant la jambe droite vers l'arrière. Revenez à la position de départ en inspirant. Recommencez 25 fois. Procédez de a même manière avec l'autre jambe. Ça brûle ? C'est normal, et c'est bien !

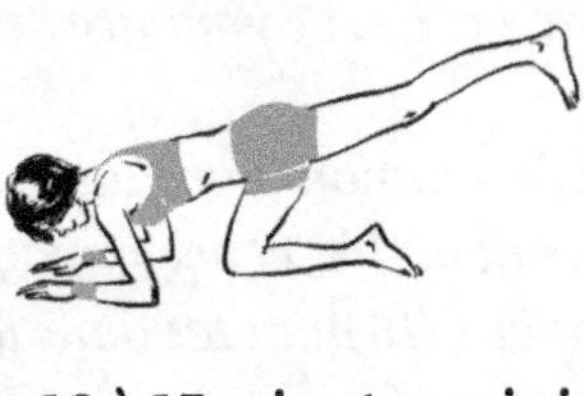

- **Enchaînez avec 10 à 15 minutes minimum de cardio :** running, vélo d'intérieur, cours cardio en salle (pour les plus courageuses)...

JOUR 3

Petit-déjeuner

1 thé vert ou noir (sans sucre)

2 tranches de pain complet légèrement tartinées de purée d'amande

Smoothie maison

Yaourt au lait de soja

Ce matin, faites-vous plaisir avec un smoothie trop bon et super-vitaminé ! Pressez 1 orange et mixez aussitôt le jus avec 100 g de framboises surgelées.

Après votre douche

Prenez 5 minutes pour masser les zones rebelles (voir p. 103).

Pour le dîner

Mettez l'équivalent de 1 ramequin de fruits rouges surgelés dans un bol et placez au réfrigérateur. Ils seront décongelés pour ce soir.

Déjeuner

Salade de tomates

Pavé de saumon grillé à l'unilatérale, pommes de terre vapeur

Kiwi

- *Coupez 2 petites tomates en quartiers, assaisonnez avec 1 c. à c. d'huile d'olive, 1 c. à s. de vinaigre balsamique et 1 c. à s. de basilic ciselé.*
- *Saisissez 1 pavé de saumon 3 minutes d'un seul côté, dans une poêle légèrement huilée, et accompagnez avec 2 pommes de terre cuites vapeur (15 minutes dans leur peau) et 1 c. à s. de crème à 8 % mélangée avec 1 c. à s. de ciboulette ciselée. N'oubliez pas le quartier de citron !*

Collation

1 verre de boisson drainante ou tisane maison
+ (facultatif) :
1 pot de fromage blanc
1 compote de fruits sans sucre ajouté

Dîner

Salade de courgette crue
2 tranches de jambon dégraissé, chou-fleur vapeur persillé
1 tranche de pain complet
Salade de fruits rouges

- *Coupez ½ courgette crue en très fines tranches à l'aide d'une mandoline ou d'un couteau bien tranchant, assaisonnez avec 1 c. à c. d'huile de noix et du vinaigre de cidre, poivrez.*
- *Faites cuire 2 poignées de fleurettes de chou-fleur, 15 minutes au cuit-vapeur, parsemez de persil.*
- *Les fruits rouges vous attendent au réfrigérateur. La bonne idée : leur ajouter un trait d'eau de rose si vous avez !*

ADOPTEZ L'HUILE D'ONAGRE

L'huile d'onagre contient des acides gras essentiels qui facilitent la production de PGE1 par l'organisme. Il s'agit d'une prostaglandine qui participe au contrôle de l'action des cellules et régularise l'activité de certaines enzymes. Elle équilibre notamment la production d'hormones (œstrogènes et progestérone) dont les taux fluctuent constamment durant le cycle menstruel, et qui influent sur la culotte de cheval. En outre, l'acide gamma-linolénique contenu dans l'huile d'onagre pourrait activer la graisse brune. Pensez-y pour varier vos assaisonnements, en alternance avec des huiles d'olive et de noix. Vous la trouverez en petite quantité, en magasins bio. Et comme elle est fragile, gardez-la au réfrigérateur.

Pour demain

Achetez 1 poignée de germes de soja.

JOUR 4

Petit-déjeuner

1 thé vert ou noir (sans sucre)

2 tranches de pain complet légèrement tartinées de purée d'amande

Compote sans sucre ajouté à la cannelle

Yaourt au lait de soja

L'idée du jour : faire toaster les tranches de pain, les tartiner de purée d'amande et ajouter un peu de compote. On termine avec un peu de cannelle... Trop bon !

Après votre douche

Prenez 5 minutes pour masser les zones rebelles (voir p. 103).

Déjeuner

Grosse salade composée au poulet

Fromage blanc, coulis de fruits rouges sans sucre ajouté

- *Coupez 1 tomate et 1/4 de concombre en dés, pelez et coupez 1 carotte en très fines rondelles ainsi que 6 radis roses, mélangez avec 1 petite boîte de pois chiches égouttés et rincés, ajoutez 1 c. à s. d'huile de sésame et le jus de 1/2 citron. Poêlez 1 blanc de poulet 6 minutes de chaque côté, ajoutez sur la salade et servez.*

Collation

1 verre de boisson drainante ou tisane maison

+ (facultatif) :

1 pot de fromage blanc

1 compote de fruits sans sucre ajouté

Dîner

- Croc'Combre sauce yaourt
- *Crevettes sautées au wok**
- Papillote de banane
  - *Fouettez 1 yaourt avec 1 filet de jus de citron et de la ciboulette ciselée. Servez en guise de sauce pour y tremper ¼ de concombre coupé en bâtonnets.*
  - *Pour le dessert, pelez et coupez 1 banane en rondelles, mettez-la sur une feuille de papier sulfurisé avec 1 pincée de cannelle et un peu de cacao amer, refermez et faites cuire 15 minutes au four à 180 °C (th. 6).*

C'est la Recette

CREVETTES SAUTÉES AU WOK

› Chauffez 1 c. à s. d'huile de sésame dans un wok ou une grande poêle. Faites revenir 200 g de crevettes décortiquées surgelées pendant 5 minutes, puis ajoutez 1 poignée de germes de soja, la demi-courgette restante d'hier, coupée en bâtonnets, et 1 poivron rouge épépiné et détaillé en bâtonnets. Laissez cuire sur feu vif 10 à 15 minutes environ, jusqu'à ce que le poivron soit tendre et qu'il ne reste plus de liquide. Parsemez de coriandre ciselée et de 1 c. à c. de graines de sésame.

Votre séance anti-culotte de cheval
(à caser quand vous voulez dans la journée)

- **Commencez 5 minutes de relevés de jambes** (reprenez les explications p. 107).
- **Enchaînez avec 10 à 15 minutes minimum de cardio :** running, vélo d'intérieur, cours cardio en salle...

Pour demain midi

Achetez 1 branche de céleri et 1 brochette de poulet.

JOUR 5

Petit-déjeuner

1 thé vert ou noir (sans sucre)

2 tranches de pain complet légèrement tartinées de purée d'amande

1 milk-shake maison

Ce matin, offrez-vous un « blueberry milk-shake », en mixant 1 yaourt nature avec 100 g de myrtilles surgelées et un peu de lait demi-écrémé, de façon à obtenir une texture fluide et onctueuse. À déguster aussitôt !

Après votre douche

Prenez 5 minutes pour masser les zones rebelles (voir p. 103).

Déjeuner

*Salade de céleri branche**

Brochette de poulet grillé, aubergine vapeur

½ mangue

- *Servez-vous la moitié de la salade de céleri, gardez le reste pour demain.*
- *Faites cuire 1 petite aubergine coupée en cubes à la vapeur, 15 minutes. Assaisonnez avec 1 c. à s. d'huile d'olive, de la ciboulette ciselée et du poivre.*
- *En dessert, servez-vous la moitié de la mangue et gardez également le reste pour le déjeuner de demain.*

SALADE DE CÉLERI BRANCHE

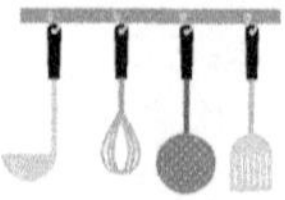

› Faites tremper 2 c. à s. de raisins secs dans de l'eau chaude pendant 30 minutes. Rincez 1 branche de céleri, coupez-la en fins tronçons. Mélangez avec le jus de ½ citron et 1 yaourt nature, puis ajoutez 1 c. à s. d'huile d'olive, du poivre et les raisins secs. Mélangez bien.

Collation

1 verre de boisson drainante ou tisane maison
+ (facultatif) :
- 1 pot de fromage blanc
- 1 compote de fruits sans sucre ajouté

Dîner

- Asperges sauce yaourt
- Dos de cabillaud grillé au citron, riz complet
- Fromage blanc, coulis de fruits rouges sans sucre ajouté
  - *Faites cuire 6 asperges vertes surgelées à la vapeur, laissez refroidir et servez avec une sauce faite de 1 yaourt nature fouetté avec de l'aneth ciselé et un filet de jus de citron.*
  - *Poêlez 1 dos de cabillaud avec un peu d'huile d'olive, arrosez de jus de citron et servez avec 60 à 80 g de riz complet, cuit à l'eau bouillante salée.*

Vive l'eau fraîche !

À la fin de votre douche ou de votre bain, armez-vous de courage et coupez le jet d'eau chaude. Dirigez le jet d'eau froide (mais vous pouvez aussi commencer simplement par de l'eau à peine tiède, c'est bien aussi !) sur vos genoux, et remontez jusqu'au haut des cuisses, en vous attardant au niveau de l'intérieur des cuisses.

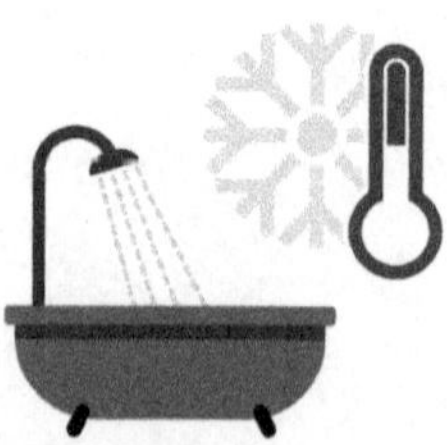

POÊLE RAINURÉE : PLUS DE GOÛTS !

C'est une astuce de chef pour donner du goût au poisson. Car vapeur ou poché, il n'est pas toujours très alléchant. Pour lui apporter de la saveur toujours sans ajout de matière grasse, saisissez-le dans une poêle rainurée puis terminez la cuisson à la vapeur. Cette poêle permet d'obtenir l'effet visuel « grillé », de libérer les sucs pour une saveur « caramélisée » plus gourmande, différente de celle donnée par une « simple » poêle antiadhésive, et un résultat 100 % light.

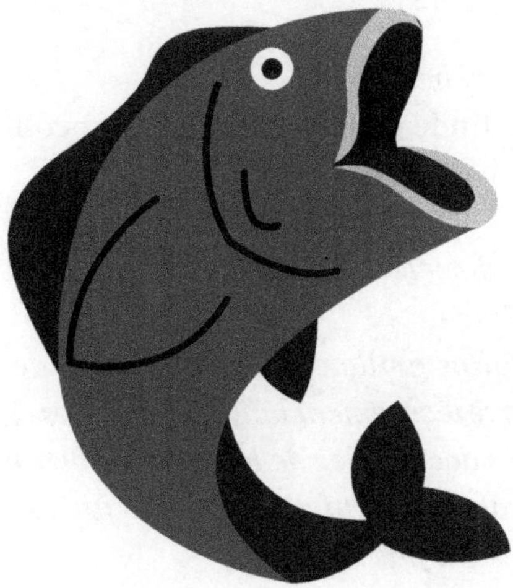

Pour demain midi

Achetez 1 escalope de dinde.

JOUR 6

Petit-déjeuner

1 thé vert ou noir (sans sucre)

Yaourt nature + muesli sans sucre ajouté

1 pomme

Vous pouvez râper la pomme et l'ajouter au mélange muesli/yaourt. Recouvrez d'un voile de cacao amer et de cannelle, c'est prêt !

Après votre douche

Prenez 5 minutes pour masser les zones rebelles (voir p. 103).

Déjeuner

*Salade de céleri branche**

Escalope de dinde grillée + purée de brocoli

1 tranche de pain complet

½ mangue

- *La salade de céleri et la demi-mangue vous attendent au réfrigérateur.*
- *En plat, faites griller 1 escalope de dinde dans une poêle antiadhésive légèrement huilée, 5 minutes environ de chaque côté. Faites décongeler de la purée de brocoli surgelée dans une casserole (selon votre faim) et parfumez-la avec du basilic ciselé. Ne salez pas !*

Collation

1 verre de boisson drainante ou tisane maison

+ (facultatif) :

1 pot de fromage blanc

1 compote de fruits sans sucre ajouté

🕗 ***Dîner***

🍽 Salade de tomate et concombre au basilic

🍽 Moules marinières + 2 pommes de terre vapeur

🍽 Compote de prunes sans sucre ajouté

- *Faites décongeler 1 belle poignée de prunes surgelées dans une casserole, ajoutez 1 pincée de cannelle et laissez refroidir dans un ramequin.*
- *Assaisonnez 1 tomate et ¼ de concombre d'un trait d'huile d'olive, d'un tour de moulin à poivre et de basilic.*
- *Faites cuire 200 g de moules décoquillées surgelées avec de l'oignon émincé, du persil ciselé et du vin blanc, servez avec 2 pommes de terre pelées et coupées en morceaux, cuites à la vapeur, 15 minutes environ.*

DOPER SES COMPOTES, YAOURTS...

Pour donner du goût à vos pommes cuites, compotes, mueslis, yaourts, papillotes ou salades de fruits, pensez aux zestes de citron ou d'orange. Il suffit de prélever des bandes de zestes sur des fruits bio (de préférence), de les ébouillanter à deux reprises dans une eau frémissante, et de les ciseler à l'aide d'une paire de ciseaux.

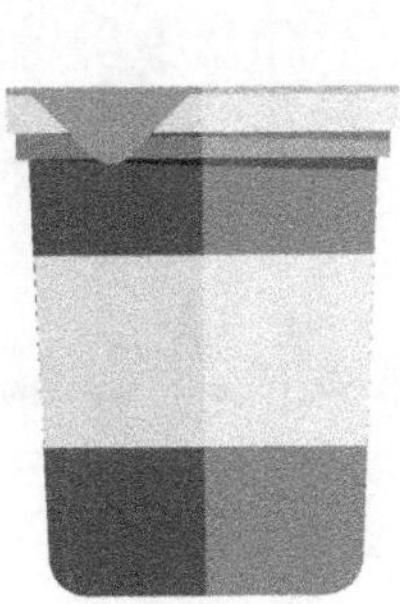

Votre séance anti-culotte de cheval
(à caser quand vous voulez dans la journée)

- **Commencez 5 minutes de relevés de jambes** (reprenez les explications p. 107).
- **Enchaînez avec 10 à 15 minutes minimum de cardio :** running, vélo d'intérieur, cours cardio en salle...

Pour demain midi

Achetez 1 tranche de rôti de porc.

Ma séance shopping « belles gambettes »

- Et si on allait faire un peu de shopping ce samedi après-midi ? Reportez-vous p. 49 pour nos conseils « Comment s'habiller pour tricher et gagner une taille ».

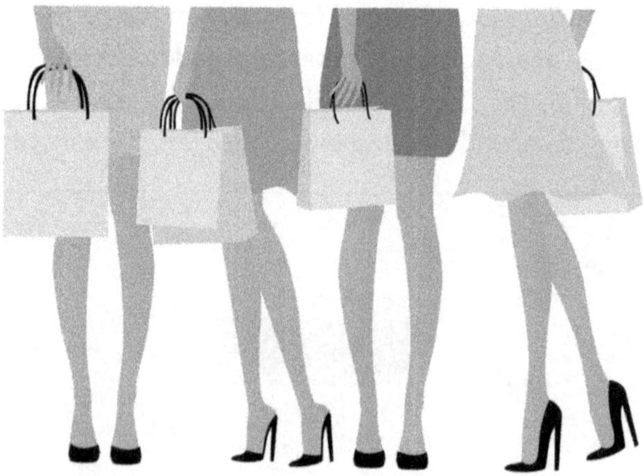

JOUR 7

Petit-déjeuner

1 thé vert ou noir (sans sucre)

Yaourt nature + muesli sans sucre ajouté

Smoothie maison

Pelez 1 banane et coupez-la en rondelles. Mixez avec 1 poignée d'ananas surgelé (laissez le smoothie s'assouplir quelques instants, le temps que vous prépariez votre thé). Si vous y ajoutez le yaourt, vous pourrez déguster votre muesli façon milk-shake !

Après votre douche

Prenez 5 minutes pour masser les zones rebelles (voir p. 103).

Déjeuner

Salade d'endive aux noix

Filet mignon de porc, ratatouille maison

Salade de pamplemousse

- *Émincez finement 1 endive, assaisonnez avec 1 c. à c. d'huile d'onagre et 1 c. à s. de vinaigre de cidre. Ajoutez 1 noix cassée en éclats.*
- *Poêlez 1 tranche de rôti de porc (si vous préparez pour 2 ou plus, n'hésitez pas à cuisiner un filet mignon de porc, qui convient pour plusieurs). Faites décongeler de la ratatouille surgelée (selon votre appétit) et parsemez de ciboulette.*
- *En dessert, pelez à vif 1 pamplemousse rose et coupez-le en morceaux. Servez dans un ramequin et ajoutez l'équivalent d'une pincée de gingembre frais surgelé.*

🕓 ***Collation***

☐ 1 verre de boisson drainante ou tisane maison
+ (facultatif) :
🍽 1 pot de fromage blanc
🍽 1 compote de fruits sans sucre ajouté

🕖 ***Dîner***

🍽 Soupe de carottes à la coriandre
🍽 Pavé de thon grillé (mi-cuit) + haricots verts persillés
🍽 Yaourt nature à la cannelle

- *Faites décongeler 100 g de purée de carottes surgelée. Allongez avec 1 verre d'eau et ajoutez un trait de crème à 8 %. Parsemez de coriandre au moment de servir.*
- *Faites griller 1 pavé de thon (2 minutes de chaque côté, ou plus si vous préférez plus cuit). Faites décongeler 2 poignées de haricots verts surgelés, servez-les parsemés de persil.*

BONNE NUIT !

Si vous souffrez de cellulite et/ou de culotte de cheval, il faut absolument lutter contre l'accumulation d'eau dans les tissus. La nuit, la bonne idée consiste à surélever légèrement les pieds, en glissant une serviette pliée en deux ou en trois entre le sommier et le matelas par exemple.

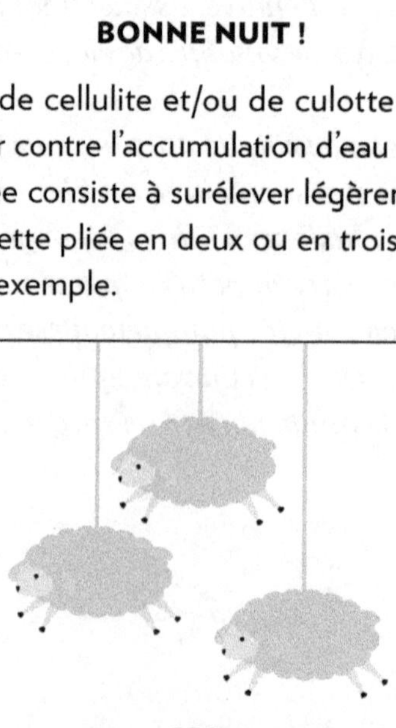

Le point sur la semaine écoulée

Prenez un stylo, visualisez la semaine écoulée et listez tout ce qui vous semble important. Ces quelques points pour vous aider.

	☺	☹
J'ai eu faim	Non	Oui
J'ai sauté un repas	Non	Oui
J'ai craqué pour un aliment autre que ceux des menus	Non	Oui
J'ai marché au moins 10 000 pas par jour (ou entre 30 minutes et 1 heure)	Oui	Non
J'ai fait du sport en semaine ou le week-end	Oui	Non
Je suis de bonne humeur	Oui	Non
Je suis fatiguée	Non	Oui
Je me sens plus en forme, plus souple	Oui	Non
J'ai perdu du poids	Oui	Non

Autres remarques

....

....

....

....

....

....

....

....

....

....

....

....

SEMAINE 2

Vous voici au début de votre deuxième semaine. Ces sept premiers jours n'ont pas dû être faciles pour vous. Vous avez probablement changé grandement vos habitudes alimentaires, et on sait combien il est difficile de se retenir de manger les aliments qu'on aime. Mais vous y êtes parvenue, alors bravo ! Et si vous avez cédé à quelques écarts, tant pis, vous ferez mieux cette semaine. Vous avez aussi intégré une routine sportive à votre emploi du temps, ce qui est peut-être nouveau pour vous. C'est très bien. Les résultats ne se voient pas encore forcément, mais n'hésitez pas à vous mesurer pour suivre l'évolution de votre zone rebelle. S'ils ne sont pas flagrants, ne baissez pas les bras : cette zone est difficile à faire plier. Sachez donc qu'un simple petit centimètre est déjà un beau progrès. Qui va se confirmer ces trois prochaines semaines. En route !

Avant de poursuivre

Prenez vos mesures à l'aide d'un mètre de couturière et notez-les ci-dessous.

Vos mensurations :
Fesses : .... cm (au niveau le plus fort)
Cuisses : .... cm (circonférence d'une cuisse)
Genoux : .... cm (circonférence d'un genou)

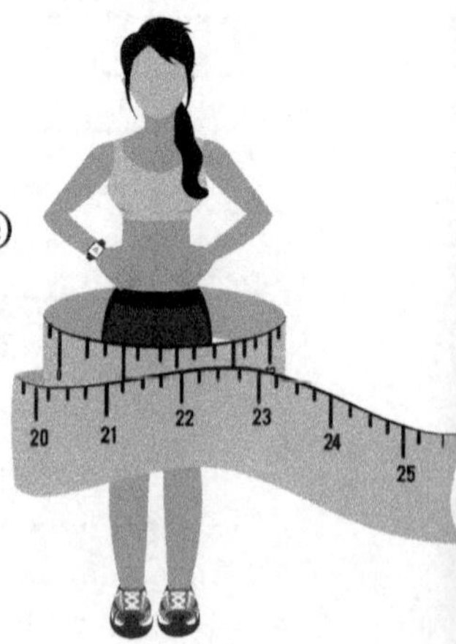

Liste de courses de la semaine

Chez le boulanger

❑ 1 pain complet

Au supermarché

Rayon frais

Pour les yaourts et les compotes, nous vous donnons le nombre nécessaire, mais optez sans souci pour les packs de 4 ou de 8, ces produits se gardent. Vérifiez aussi ceux qui restent de la semaine dernière, peut-être en avez-vous assez ?

❑ 2 compotes sans sucre ajouté
❑ 3 yaourts au lait de soja
❑ 2 yaourts nature
❑ 2 fromages blancs
❑ 1 poignée de mâche
❑ 4 œufs
❑ Coulis de fruits rouges sans sucre ajouté

Rayon épicerie

❑ Lait demi-écrémé ou lait de soja
❑ Crème de soja
❑ 1 boîte de sardines à l'huile (ou au naturel)
❑ 1 bocal d'olives vertes dénoyautées
❑ Lait écrémé en poudre
❑ Spaghettis complets
❑ Flocons d'avoine
❑ Muesli sans sucre ajouté

Rayon surgelés

❑ 1 sac de noix de noix de pétoncles
❑ 1 sac de moules décortiquées
❑ 1 pavé de cabillaud
❑ 1 sac de purée de céleri nature
❑ 1 sac de framboises
❑ 1 sac de purée de carottes nature
❑ 2 pavés de saumon

Côté primeur

❑ 4 abricots ou 4 clémentines
❑ 2 pommes (dont 1 grosse)
❑ 1 pamplemousse
❑ 1 kiwi
❑ 1 petite poire
❑ 2 pommes de terre
❑ 1 bulbe de fenouil
❑ 1 endive
❑ 1 petite betterave
❑ 1 barquette de tomates cerises
❑ 5 tomates
❑ 1 artichaut

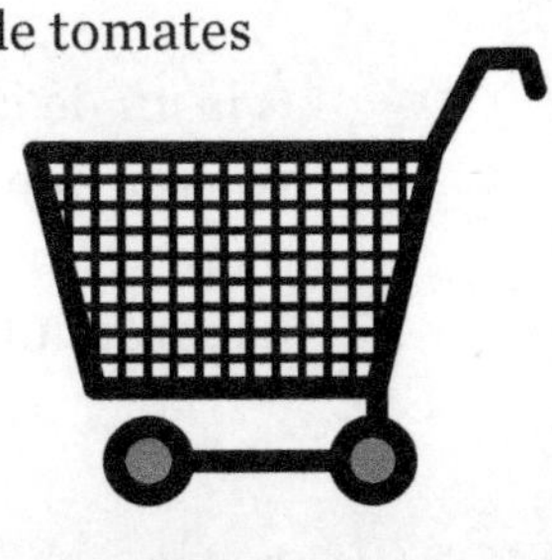

Dans un magasin bio et diététique (vérifiez, vous devez en avoir encore largement)

- ❑ Huile d'onagre
- ❑ 1 sachet de son d'avoine
- ❑ 1 pot de purée d'amande

Si vous déjeunez chez vous, prévoyez en plus :

Côté primeur

- ❑ 1 tomate
- ❑ 1 bulbe de fenouil
- ❑ 1 citron
- ❑ ¼ de concombre
- ❑ 1 aubergine
- ❑ 1 banane
- ❑ 2 pommes type Golden
- ❑ 1 oignon doux

Rayon surgelés

- ❑ 1 sac de courgettes
- ❑ 1 sac de poivrons grillés
- ❑ 1 sac de myrtilles
- ❑ 1 sac de mangue
- ❑ 1 pavé de cabillaud
- ❑ 1 pavé de saumon
- ❑ 1 boîte d'aiguillettes de canard

Rayon épicerie

- ❑ 1 boîte de maquereaux au vin blanc
- ❑ 1 paquet de lentilles corail
- ❑ 1 paquet de riz complet
- ❑ 1 boîte de chair de crabe
- ❑ Crème de soja

Rayon frais

- ❑ 2 compotes sans sucre ajouté
- ❑ Carré Frais® (prenez le pack de 8, vous les utiliserez plus tard)
- ❑ 2 fromages blancs
- ❑ Coulis de fruits rouges sans sucre ajouté
- ❑ 1 blanc de poulet fermier
- ❑ 1 escalope de dinde

Dans un magasin bio

- ❑ Tartines craquantes au sarrasin (pain des Fleurs)

Si vous avez besoin d'une collation, pensez à :

- ❑ 7 pots de fromage blanc
- ❑ 7 pots de compote de fruits sans sucre ajouté

À la fin de la semaine, selon les repas que vous aurez pris chez vous ou non, il vous restera peut-être des fonds de fromage blanc ou de crème, un morceau de concombre... Ne vous inquiétez pas, ils seront utilisés la semaine prochaine.

JOUR 1

Au réveil

Un jus de citron dans de l'eau chaude (1 volume de citron pour au moins 3 volumes d'eau)

Petit-déjeuner

1 thé vert ou noir (sans sucre)

Lait demi-écrémé ou lait de soja + muesli sans sucre ajouté

2 abricots ou 2 clémentines

Pour un muesli fruité, coupez les fruits en petits morceaux et ajoutez-les dans votre bol.

Après votre douche

Prenez 5 minutes pour masser les zones rebelles (voir p. 103).

Pour ce soir

Remplissez un petit ramequin de framboises surgelées et placez-le au réfrigérateur, à l'abri sous un film étirable.

Déjeuner

*Salade de riz complet au poulet**

Compote de pommes sans sucre ajouté

☞ Comme quoi il est possible de déjeuner sur le pouce sans se nourrir de fast-food.

– *Vous pouvez ajouter quelques zestes de citron bio râpés dans votre compote de pomme.*

C'est la Recette

SALADE DE RIZ COMPLET AU POULET

› Faites cuire 60 à 80 g de riz complet pendant 15 minutes environ. Égouttez, ajoutez 1 blanc de poulet cuit et froid, 1 filet d'huile d'onagre, 1 tomate coupée en dés et ½ bulbe de fenouil émincé. Poivrez (évitez de saler).

Collation

1 verre de boisson drainante ou tisane maison
+ (facultatif) :
- 1 pot de fromage blanc
- 1 compote de fruits sans sucre ajouté

Dîner

- Artichaut vinaigrette
- Sardines, salade de mâche et pommes vapeur
- Ramequins de framboises
  - *Servez l'artichaut avec une vinaigrette faite avec 1 yaourt nature, du jus de citron et un peu de poivre.*
  - *Égouttez bien les sardines avant de les servir (sauf si elles sont au naturel) avec 1 poignée de mâche et 2 pommes de terre cuites vapeur. Assaisonnez simplement de jus de citron et de ciboulette ciselée.*

Si votre piscine fait nocturne

Profitez-en. La natation fait partie des activités sportives les plus efficaces pour gommer la culotte de cheval. En plus de solliciter tous les muscles du corps, elle puise dans les réserves de graisses et draine. Évidemment, pour des résultats visibles, il faut en faire un minimum. Deux sessions de 40 minutes par semaine sont parfaites. Et préférez le crawl qui allonge les jambes, à la brasse qui a tendance à faire gonfler les muscles de cuisses !

JOUR 2

Au réveil

Un jus de citron dans de l'eau chaude (1 volume de citron pour au moins 3 volumes d'eau)

Petit-déjeuner

1 thé vert ou noir (sans sucre)

*Porridge détox**

Kiwi

Ce matin, on essaie une recette de porridge spécialement élaborée pour la minceur. À déguster tiède de préférence.

C'est la Recette

PORRIDGE DÉTOX

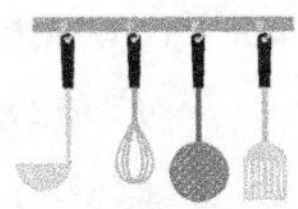

› Mélangez 20 g de son d'avoine, 20 g de flocons d'avoine et 25 cl de lait demi-écrémé ou de soja dans une casserole. Portez à frémissements et laissez cuire 5 minutes en remuant avec un fouet. Ajoutez 1 pincée de cannelle et 1 c. à s. de sirop d'agave. Servez tiède.

Après votre douche

Prenez 5 minutes pour masser les zones rebelles (voir p. 103).

Déjeuner

Fenouil émincé

Aiguillettes de dinde, poêlée de courgettes au thym

Compote sans sucre ajouté

- *Émincez finement la moitié de bulbe de fenouil restante d'hier, assaisonnez avec 1 c. à c. d'huile d'onagre et le jus de 1 citron.*
- *Coupez 1 escalope de dinde en lanières, faites-les dorer dans une poêle antiadhésive légèrement huilée, et servez avec*

2 poignées de courgettes surgelées, cuites 15 minutes environ à la casserole, et parfumées de thym.

Collation

1 verre de boisson drainante ou tisane maison

+ (facultatif) :

1 pot de fromage blanc

1 compote de fruits sans sucre ajouté

Dîner

Hoummos de betterave

Pavé de saumon, tomates fraîches concassées à la coriandre

Fromage blanc, coulis de fruits rouges sans sucre ajouté

- *Pelez et mixez 1 petite betterave avec 1 c. à s. de purée d'amande et du poivre.*
- *Poêlez 1 pavé de saumon dans une poêle antiadhésive légèrement huilée, servez avec 2 tomates coupées en dés et assaisonnées de 1 c. à s. de coriandre ciselée. Salez légèrement et poivrez.*

Votre séance anti-culotte de cheval (à caser quand vous voulez dans la journée)

- **Commencez 5 minutes de relevés de jambes** (reprenez les explications p. 107).
- **Enchaînez avec 10 à 15 minutes de cardio :** running, vélo d'intérieur, cours cardio en salle (bon d'accord, en général c'est 1 heure de cours)...

Pour demain midi

Achetez 1 pavé de bœuf et 1/4 d'ananas.

JOUR 3

Au réveil

Un jus de citron dans de l'eau chaude (1 volume de citron pour au moins 3 volumes d'eau)

Petit-déjeuner

1 thé vert ou noir (sans sucre)

Yaourt nature + muesli sans sucre ajouté

1 pomme

N'oubliez pas d'ajouter un peu de cannelle dans votre muesli !

Après votre douche

Prenez 5 minutes pour masser les zones rebelles (voir p. 103).

Déjeuner

Concombre à la menthe

Pavé de bœuf, aubergines vapeur à l'origan

¼ d'ananas

- *Coupez ¼ de concombre en dés, ajoutez 1 c. à c. d'huile d'onagre et 1 c. à s. de menthe ciselée.*
- *Pour le bœuf, prenez uniquement de la qualité. Un bœuf bourré d'antibiotiques ne sera effectivement pas cher, mais l'effet sur votre corps, à la longue, n'est pas du tout le même. Saisissez-le de chaque côté (adaptez la cuisson à vos goûts) et servez avec 1 aubergine coupée en cubes, cuite à la vapeur et parsemée d'origan et de 1 c. à s. d'huile d'olive.*

Collation

1 verre de boisson drainante ou tisane maison

+ (facultatif) :

1 pot de fromage blanc

1 compote de fruits sans sucre ajouté

Dîner

Gaspacho de tomate au basilic

Moules marinières aux herbes fraîches, purée de céleri-rave

*Pomme meringuée light**

- *Pour l'entrée, mixez 2 tomates avec 1 c. à s. de vinaigre balsamique et 1 c. à s. de basilic ciselé.*
- *En plat, faites décongeler 200 g de moules surgelées à la casserole, servez avec de la purée de céleri-rave (surgelée, décongelée à la casserole) et plein d'herbes ciselées mélangées (persil, ciboulette, estragon, basilic...).*

C'est la Recette

POMMES MERINGUÉES LIGHT (POUR 2 PORTIONS)

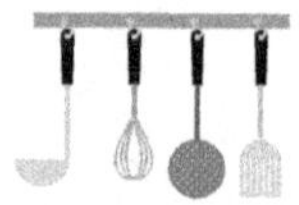

› Répartissez 1 grosse pomme pelée et coupée en cubes dans 2 ramequins à crème brûlée. Faites précuire 8 à 10 minutes au four à 150 °C (th. 5). Mélangez 40 g de poudre de lait écrémé, 1 jaune d'œuf, 1 c. à s. de sirop d'agave, 1 pincée de cannelle, 1 c. à c. de sachet de levure chimique et un peu de lait froid jusqu'à obtention d'une pâte homogène. Incorporez le blanc monté en neige, versez sur les dés de pommes et faites cuire 10 à 12 minutes à 180 °C (th. 6). Laissez refroidir.

À TABLE, PRENEZ VOTRE TEMPS

Avant de ressentir le signal de satiété, l'organisme a besoin d'environ 20 minutes. Si vous arrivez à table affamée, vous risquez fort d'avaler la moitié de la corbeille de pain et vous resservir copieusement du plat principal en moins de temps qu'il n'en faut pour le dire. Votre estomac sera plein mais votre cerveau aura encore faim. Selon des études, les individus qui mangent lentement avalent environ 70 calories de moins par repas que les autres. Au fil des jours, cela fait une différence.

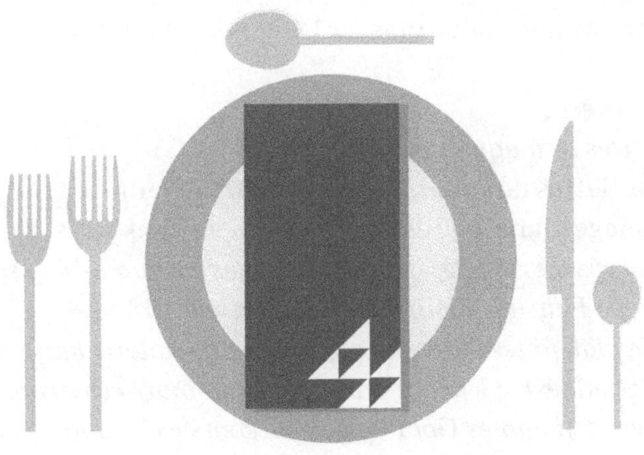

JOUR 4

Au réveil

Un jus de citron dans de l'eau chaude (1 volume de citron pour au moins 3 volumes d'eau)

Petit-déjeuner

1 thé vert ou noir (sans sucre)

2 tranches de pain complet légèrement tartinées de purée d'amande

1 compote sans sucre ajouté

Yaourt au lait de soja

Ajoutez un peu de cannelle dans la compote, et mélangez avec le yaourt.

Après votre douche

Prenez 5 minutes pour masser les zones rebelles (voir p. 103).

Déjeuner

*Rillettes de maquereaux**

Aiguillettes de canard, pomme fruit au four

Fromage blanc, coulis de fruits rouges sans sucre ajouté

- *Servez les rillettes avec des tartines craquantes au sarrasin (type Pain des Fleurs, en magasins diététiques).*
- *En plat, faites dorer des aiguillettes de canard dans une poêle antiadhésive légèrement huilée, 6 minutes environ. Servez avec 2 pommes Golden, pelées, coupées en quatre et cuites 10 minutes à la vapeur. Parsemez le tout de ciboulette.*

RILLETTES DE MAQUEREAUX

› Égouttez 1 boîte de maquereaux au vin blanc, écrasez-les à la fourchette avec 2 Carré Frais, du poivre et de la ciboulette. Mélangez bien et réservez au réfrigérateur jusqu'au moment de servir.

Collation

1 verre de boisson drainante ou tisane maison
+ (facultatif) :
1 pot de fromage blanc
1 compote de fruits sans sucre ajouté

Dîner

Tomates cerises
Pavé de cabillaud, fenouil braisé au curry
*Pomme meringuée light**

- *Le dessert vous attend au réfrigérateur.*
- *Pour le plat, poêlez 1 dos de cabillaud dans une poêle antiadhésive légèrement huilée. Servez avec 1 bulbe de fenouil coupé en morceaux et cuit 30 minutes environ dans une casserole avec 1 c. à s. d'huile d'olive, 1 c. à c. de curry et 2 verres d'eau. Stoppez la cuisson quand le fenouil est bien tendre et qu'il ne reste plus de liquide. Parsemez de coriandre ciselée.*

Votre séance anti-culotte de cheval
(à caser où vous voulez dans la journée)

- **Commencez 5 minutes de relevés de** jambes (reprenez les explications p. 107).
- **Enchaînez avec 10 à 15 minutes de cardio :** running, vélo d'intérieur, cours cardio en salle…

Nos conseils jambes légères

- Si on passe 8 heures par jour assise devant un écran, on installe un repose-pieds sous son bureau de façon à favoriser le retour veineux. En cas de travail debout, on porte des bas de contention, été comme hiver.
- En rentrant le soir, on s'allonge, jambes à la verticale, et on masse la jambe de la cheville à la hanche de façon à faire remonter le sang mécaniquement et lutter contre l'hyperpression veineuse de fin de journée.
- On ne croise pas les jambes : l'arrière du genou représente une zone où passent nombre de veines et de vaisseaux lymphatiques. De même, on évite les vêtements serrés.
- Chaque soir au coucher, on s'allonge sur le lit, les jambes à la verticale, et on fait des rotations de cheville pendant une minute. Ce mouvement permet de lutter contre la stagnation au niveau de la cheville, à laquelle ont tendance les femmes gynoïdes.

ON NE SAUTE PAS DE REPAS

Le jeûne déstabilise l'organisme, qui passe en mode « super-stockage » dès qu'on lui redonne à manger. Pas le temps de déjeuner ? On fait simple mais équilibré : sandwich poulet ou thon, fruit, eau. Et pour un dîner bien structuré le soir : crudités, légumes cuits et féculents + poisson, yaourt et compote.

JOUR 5

Petit-déjeuner

1 thé vert ou noir (sans sucre)

Lait demi-écrémé ou lait de soja + muesli sans sucre ajouté

2 abricots ou 2 clémentines

Pour changer, ajoutez un peu de cacao amer dans votre muesli ce matin !

Après votre douche

Prenez 5 minutes pour masser les zones rebelles (voir p. 103).

Déjeuner

Rillettes de maquereaux

Blanc de poulet, lentilles corail

Milk-shake aux myrtilles

- *L'entrée vous attend au réfrigérateur. Dégustez-la sur des tartines craquantes au sarrasin (type Pain des Fleurs, en magasins diététiques).*
- *En dessert, mixez 100 g de myrtilles surgelées avec 15 à 20 cl de lait demi-écrémé ou de soja, de façon à obtenir une préparation lisse et onctueuse.*

Collation

1 verre de boisson drainante ou tisane maison

+ (facultatif) :

1 pot de fromage blanc

1 compote de fruits sans sucre ajouté

Dîner

½ pamplemousse

*Saumon en papillote, spaghettis complets**

Fromage blanc, coulis de fruits rouges sans sucre ajouté

– *Rangez la seconde moitié de pamplemousse au réfrigérateur pour demain.*

SAUMON EN PAPILLOTE, SPAGHETTIS COMPLETS

› Préchauffez le four à 200 °C (th. 6-7). Déposez 1 pavé de saumon sur une feuille de papier sulfurisé, coupez 1 tomate en rondelles et rangez-les sur le saumon. Salez et poivrez légèrement. Refermez la papillote et faites cuire 15 à 20 minutes. Pendant ce temps, faites cuire 60 à 80 g de spaghettis complets à l'eau bouillante salée, le temps indiqué sur le paquet. Ils doivent être al dente. Égouttez, ajoutez 1 c. à s. d'olives vertes dénoyautées coupées en rondelles et 2 c. à s. de crème de soja. Poivrez et mélangez délicatement. Servez avec le pavé de saumon.

Pour demain

Préparez votre dessert des deux prochains dîners.

C'est la Recette

CRÈME LÉGÈRE (POUR 2 PORTIONS)

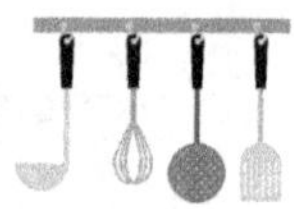

› Fouettez 3 œufs avec 2 c. à s. de sirop d'agave. Portez à ébullition 25 cl de lait demi-écrémé ou de soja avec 1 c. à c. d'extrait de vanille. Versez sur les œufs tout en fouettant puis transvasez dans des ramequins. Enfournez pour 30 minutes environ de cuisson au bain-marie à 150 °C (th. 5). Laissez refroidir puis placez 1 nuit au réfrigérateur avant de déguster.

Chez le charcutier :

Pour le dîner, achetez 1 tranche de rôti de porc cuit.

JOUR 6

Petit-déjeuner

1 thé vert ou noir (sans sucre)

*Porridge détox**

1 petite poire

Retrouvez la recette du porridge p. 127. Vous pourrez le customiser avec du cacao amer ou un peu de cannelle, ou y ajouter la poire pelée et coupée en dés. Miam !

Après votre douche

Prenez 5 minutes pour masser les zones rebelles (voir p. 103).

Déjeuner

Rillettes de miettes de crabe

*Dos de cabillaud à la compotée de mangue fraîche et riz complet**

Fromage blanc, coulis de fruits rouges sans sucre ajouté

- *Égouttez 1 boîte de chair de crabe, ajoutez de la crème de soja, un filet de jus de citron et 1 c. à c. de ciboulette ciselée de façon à obtenir une préparation de la texture de rillettes. Servez sur des tartines craquantes au sarrasin.*

C'est la Recette

DOS DE CABILLAUD À LA COMPOTÉE DE MANGUE FRAÎCHE ET RIZ COMPLET

› Coupez 1 morceau de mangue (surgelée) en dés et mettez-les dans une petite casserole. Laissez cuire jusqu'à ce qu'ils soient tendres, salez et poivrez légèrement, et ajoutez 1 c. à c. de coriandre ciselée. Faites dorer 1 pavé de cabillaud dans une poêle antiadhésive légèrement huilée, et faites cuire 60 à 80 g de riz complet, à l'eau bouillante salée. Égouttez, servez avec le poisson et la compotée de mangue.

🕓 ***Collation***

1 verre de boisson drainante ou tisane maison
+ (facultatif) :
1 pot de fromage blanc
1 compote de fruits sans sucre ajouté

🕖 ***Dîner***

½ pamplemousse
Rôti de porc, purée de carottes à l'orange
*Crème légère**

- *Le demi-pamplemousse et le dessert vous attendent au réfrigérateur.*
- *Faites décongeler de la purée de carottes surgelée, ajoutez des zestes d'orange bio râpés et un peu de cumin en poudre.*

Votre séance anti-culotte de cheval
(à caser où vous voulez dans la journée)

- **Commencez 5 minutes de relevés de jambes** (reprenez les explications p. 107).
- **Enchaînez avec 10 à 15 minutes de cardio :** running, vélo d'intérieur, cours cardio en salle...

ON MANGE « MAISON » AU MAXIMUM

Le meilleur moyen d'éviter les graisses, le sel et les sucres cachés, c'est de consommer les aliments les plus « basiques » possibles (légumes frais non cuisinés, poissons nature...) et de les préparer soi-même. Des carottes râpées « maison » seront toujours préférables à des carottes en barquette déjà (sur)assaisonnées, une poêlée de légumes revenus dans un peu d'huile d'olive, toujours plus saine qu'une poêlée cuisinée surgelée, souvent grasse et salée. C'est moi qui l'ai fait ! Et en plus c'est bon pour la santé.

Pour demain

Si vous déjeunez chez vous :

Sortez 1 pavé de saumon du congélateur et mettez-le au réfrigérateur, sur une assiette recouverte de film étirable. Il sera décongelé pour demain midi.

Journée piscine ? On choisit bien son maillot

Reportez-vous p. 51 pour nos conseils « Comment bien choisir son maillot de bain pour paraître plus fine du bas ».

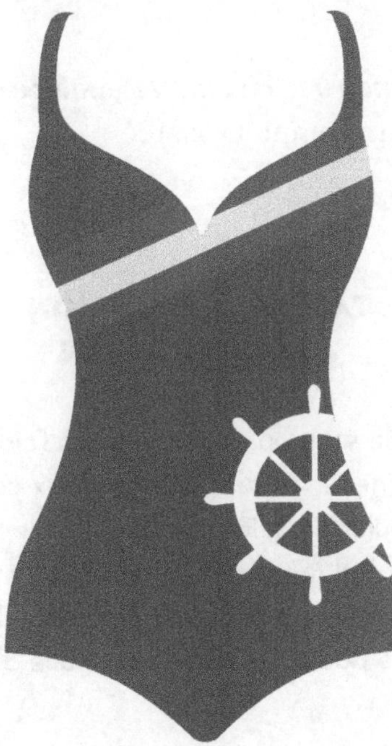

JOUR 7

Petit-déjeuner

- 1 thé vert ou noir (sans sucre)
- 2 tranches de pain complet légèrement tartinées de purée d'amande
- 1 compote sans sucre ajouté
- 1 yaourt au lait de soja

Ajoutez un peu de cannelle dans la compote.

Après votre douche

Prenez 5 minutes pour masser les zones rebelles (voir p. 103).

Déjeuner

- *Tartare de saumon à la ciboulette**, poêlée de poivrons
- 1 tranche de pain complet toastée
- Banane

C'est la Recette

TARTARE DE SAUMON À LA CIBOULETTE

› Coupez le pavé de saumon en petits dés à l'aide d'un couteau très tranchant. Assaisonnez avec ¼ d'oignon doux coupé en tout petits dés, 1 c. à c. de ciboulette ciselée, 1 c. à c. d'huile d'olive et du poivre. Tassez dans un petit bol tapissé de film étirable et démoulez sur une assiette. Servez aussitôt accompagné d'une poêlée de poivrons surgelés, décongelés dans une poêle avec un trait d'huile d'olive. Salez légèrement et poivrez.

Collation

1 verre de boisson drainante ou tisane maison
+ (facultatif) :
1 pot de fromage blanc
1 compote de fruits sans sucre ajouté

Dîner

Salade d'endive
Poêlée de noix de pétoncles au citron, spaghettis complets
*Crème légère**

- *Le dessert vous attend au réfrigérateur.*
- *En entrée émincez finement 1 endive, assaisonnez avec 1 c. à s. d'huile d'onagre et 2 c. à s. de vinaigre de cidre.*
- *En plat, poêlez 200 g de noix de pétoncles sur feu vif avec un peu d'huile d'olive. Ajoutez le jus de 1 citron et 1 c. à s. de basilic, laissez revenir jusqu'à ce qu'il ne reste plus de jus. Poivrez et servez avec 60 à 80 g de spaghettis complets, cuits à l'eau bouillante salée.*

BOYCOTTEZ LE DISTRIBUTEUR DE SUCRERIES

Boycottez le distributeur de chips et de barres hypercaloriques, idéal pour tout sauf perdre du poids. Enfermez plutôt dans votre tiroir des bouteilles d'eau, des soupes en briques individuelles, des compotes ou encore des galettes de riz afin d'apaiser les petites faims surprises.

Le point sur la semaine écoulée

Prenez un stylo, visualisez la semaine écoulée et listez tout ce qui vous semble important. Ces quelques points pour vous aider.

	☺	☹
J'ai eu faim	Non	Oui
J'ai sauté un repas	Non	Oui
J'ai craqué pour un aliment autre que ceux des menus	Non	Oui
J'ai marché au moins 10 000 pas par jour (ou entre 30 minutes et 1 heure)	Oui	Non
J'ai fait du sport en semaine ou le week-end	Oui	Non
Je suis de bonne humeur	Oui	Non
Je suis fatiguée	Non	Oui
Je me sens plus en forme, plus souple	Oui	Non
J'ai perdu du poids	Oui	Non

Autres remarques

....

....

....

....

....

....

....

....

....

....

....

....

SEMAINE 3

Bienvenue dans la troisième semaine ! Si vous avez suivi votre programme à la lettre, vous devez être fière de vous et, physiquement, vous devez voir la différence. Vous rentrez sans doute plus facilement dans vos anciens vêtements. Bravo ! Continuez sur cette bonne voie.

Avant de poursuivre

On prend ses mesures. Munissez-vous d'un mètre de couturière et notez ci-dessous :

Vos mensurations :
Fesses : .... cm (au niveau le plus fort)
Cuisses : .... cm (circonférence d'une cuisse)
Genoux : .... cm (circonférence d'un genou)

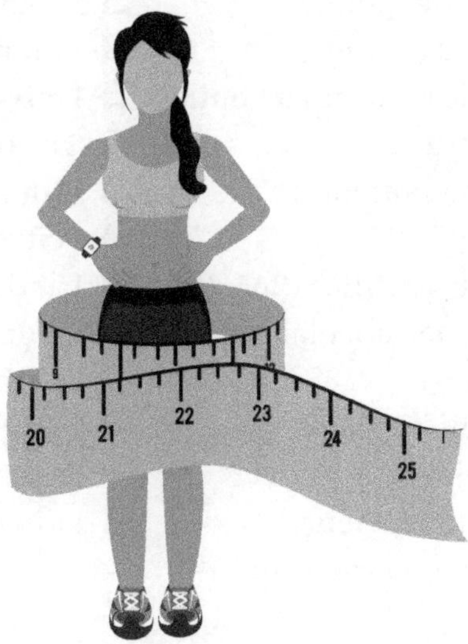

Liste de courses de la semaine

Chez le boulanger

❑ 1 pain complet

Au supermarché

Rayon frais

❑ 3 yaourts nature
❑ 2 yaourts au lait de soja
❑ 2 compotes sans sucre ajouté
❑ 2 fromages blancs
❑ 1 poignée de pousses d'épinards
❑ 1 poignée de mâche
❑ 1 escalope de dinde

Rayon épicerie

❑ 1 paquet de quinoa
❑ Flocons d'avoine
❑ 1 boîte de sardines à l'huile ou au naturel
❑ 1 boîte de saumon au naturel
❑ 1 boîte de lentilles (265 g)
❑ 1 plaque de chocolat noir à 70 %
❑ Lait demi-écrémé ou de soja
❑ Crème de soja (en briquettes au rayon bio)
❑ 1 œuf

Rayon surgelés

❑ 1 sac de purée de potiron nature
❑ 1 sac de brocoli surgelé
❑ 1 sac de crevettes décortiquées
❑ 1 sac de purée de potiron nature
❑ 1 sac de chou-fleur
❑ 1 sac de framboises
❑ 1 sac de fruits rouges
❑ 1 pavé de cabillaud

Côté primeur

❑ 2 abricots ou 2 clémentines
❑ 2 poires
❑ 2 bananes
❑ 1 mangue
❑ 1 citron vert
❑ 2 oranges
❑ 1 tomate
❑ 1 citron
❑ 1 artichaut
❑ 1 oignon
❑ 1 petit poireau
❑ 2 pommes de terre
❑ 1 kiwi

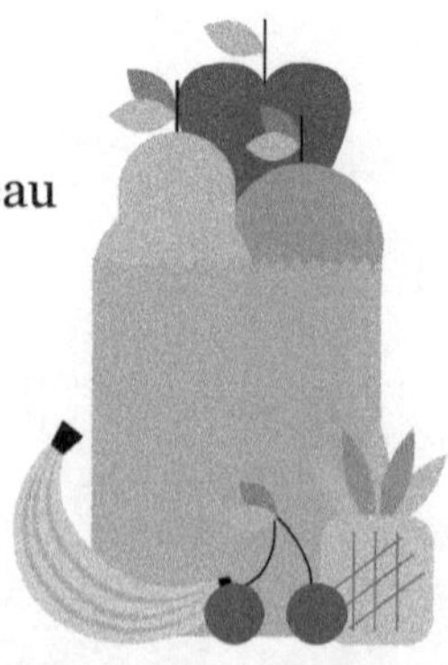

Dans un magasin bio et diététique

- ❑ Tartines craquantes au sarrasin

Si vous déjeunez chez vous, prévoyez en plus :

Côté primeur

- ❑ 2 citrons
- ❑ 3 pommes (dont 1 grosse)
- ❑ 1 kiwi
- ❑ 1 petite grappe de raisin
- ❑ 1 grenade
- ❑ 2 tomates
- ❑ 4 pommes de terre
- ❑ 1 petit poireau
- ❑ 1 carotte
- ❑ 1 courgette

Rayon surgelés

- ❑ 1 sac d'asperges vertes
- ❑ 1 filet de merlan
- ❑ 1 boîte d'aiguillettes de canard
- ❑ 1 boîte de purée de patate douce nature
- ❑ 1 pavé de saumon
- ❑ 1 sac de figues surgelées

Rayon épicerie

- ❑ Riz complet

Rayon frais

- ❑ 1 yaourt nature

Si vous avez besoin d'une collation, pensez à :

- ❑ 7 pots de fromage blanc
- ❑ 7 pots de compote de fruits sans sucre ajouté

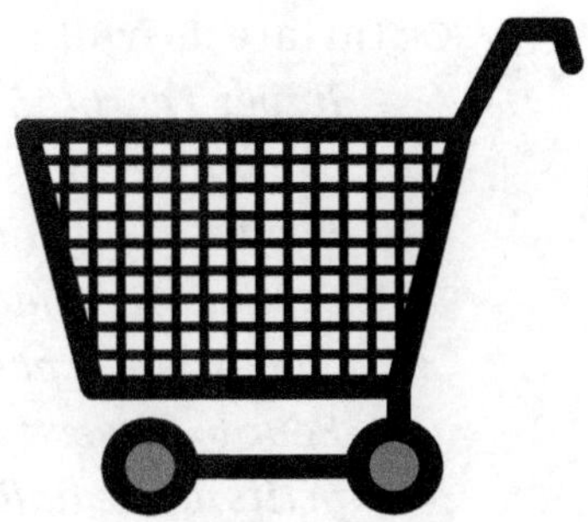

À la fin de la semaine, selon les repas que vous aurez pris chez vous ou non, il vous restera peut-être des fonds de fromage blanc ou de crème, un morceau de concombre... Ne vous inquiétez pas, ils seront utilisés la semaine prochaine.

JOUR 1

Petit-déjeuner

1 thé vert ou noir (sans sucre)

Porridge aux flocons d'avoine

1 compote sans sucre ajouté

Versez 25 cl de lait demi-écrémé et 50 g de flocons d'avoine dans une casserole. Chauffez et faites cuire 6 minutes en remuant sans cesse jusqu'à ce que le mélange soit épais et crémeux. Dégustez tiède, nappé de compote de pomme.

Après votre douche

Prenez 5 minutes pour masser les zones rebelles (voir p. 103).

Déjeuner

Carottes râpées

Côte de porc dans le filet, riz complet à la coriandre

Tartare de fruits

- *Râpez 1 carotte, ajoutez le jus de ½ citron et 1 c. à c. d'huile d'onagre.*
- *Poêlez la côte dans une poêle avec un peu d'huile d'olive, 6 minutes de chaque côté. Servez avec 60 à 80 g de riz complet cuit* al dente, *parsemé de coriandre ciselé.*
- *Pour le dessert, pelez 1 pomme et 1 kiwi. Coupez-les en tout petits dés de taille identique. Ajoutez les grains de 1 grenade et le jus de ½ citron. Présentez dans deux verrines (conservez-en une au réfrigérateur pour demain).*

Collation

1 verre de boisson drainante ou tisane maison

+ (facultatif) :

1 pot de fromage blanc

1 compote de fruits sans sucre ajouté

Dîner

Salade de pousses d'épinards

Sardines à l'huile, pommes vapeur

Poire express au chocolat

- *Assaisonnez 1 poignée de pousses d'épinards avec un peu d'huile de noix et 1 filet de vinaigre de cidre.*
- *Égouttez 1 boîte de sardines, servez avec 2 pommes de terre cuites à la vapeur.*
- *Pour le dessert, pelez 1 poire, coupez-la en très fins quartiers et rangez-les sur une assiette passant au micro-ondes. Râpez 20 g de chocolat noir par-dessus, glissez 1 minute au micro-ondes. Laissez tiédir avant de déguster.*

QUAND LA CULOTTE DE CHEVAL VIENT D'UN EXCÈS D'ŒSTROGÈNES

Un excès d'œstrogènes – naturellement sécrétés par l'organisme ou liés à la prise d'une pilule mal adaptée – ou leur mauvaise élimination, peut entraîner de la culotte de cheval ou de la cellulite au niveau de l'intérieur des cuisses. Vérifiez avec votre gynéco si votre pilule vous convient toujours bien.

GOMMEZ LES COMPLEXES

Vos jambes vous font complexer à cause d'une peau pas toujours régulière, de quelques cicatrices ? Rassurez-vous : un corps nu n'est pas naturellement parfait. C'est d'ailleurs pour cette raison que le corps des danseuses de revues est intégralement maquillé. Il n'est pas question de s'enduire intégralement de fond de teint des pieds à la tête avant d'aller à la plage, mais à défaut, offrez-vous avant un gommage du corps en entier en institut, et ajoutez une épilation jambes + maillot + aisselles. Ouf, ça va déjà mieux !

JOUR 2

Petit-déjeuner

1 thé vert ou noir (sans sucre)

1 yaourt nature + muesli sans sucre ajouté

1 banane

Selon vos envies, croquez la banane telle quelle, ou écrasez-la, nature ou avec un peu de cannelle, pour la mettre dans votre yaourt !

Après votre douche

Prenez 5 minutes pour masser les zones rebelles (voir p. 103).

Déjeuner

Asperges vertes

*Papillote de merlan et courgettes au curry**

Salade de fruits à la menthe

- *Faites cuire 6 asperges 10 minutes à la vapeur. Laissez tiédir et servez avec une sauce au yaourt (1 yaourt nature battu avec de la ciboulette et un filet de jus de citron).*
- *Le reste de salade de fruits vous attend au réfrigérateur. Ajoutez-lui un peu de menthe ciselée !*

C'est la Recette

PAPILLOTE DE MERLAN ET COURGETTES AU CURRY

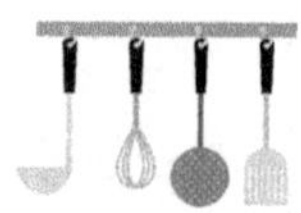

› Ôtez les extrémités de 1 courgette et coupez-la en fines rondelles. Mélangez avec 4 c. à s. de crème de soja, 1 pincée de curry et du poivre. Étalez sur une feuille de papier sulfurisé, déposez le poisson par-dessus, ajoutez le reste d'oignon doux d'avant-hier, émincé, fermez la papillote et faites cuire à 180 °C (th. 6) pendant 15 minutes.

Collation

1 verre de boisson drainante ou tisane maison
+ (facultatif) :
1 pot de fromage blanc
1 compote de fruits sans sucre ajouté

Dîner

Salade de mâche aux amandes effilées
Escalope de dinde à l'origan, quinoa
Crème de kiwi

- *Assaisonnez 1 poignée de mâche avec un peu d'huile d'onagre et de vinaigre de cidre, et ajoutez 1 c. à s. d'amandes effilées préalablement dorées quelques minutes dans une poêle antiadhésive.*
- *Saisissez 1 escalope de dinde des deux côtés dans une poêle avec un peu d'huile d'olive, puis laissez cuire 8 minutes sur feu doux, en la retournant régulièrement. Salez, poivrez et parsemez d'origan. Servez avec 60 à 80 g de quinoa cuit à l'eau.*
- *En dessert, mixez 1 kiwi pelé avec 1 pot de fromage blanc et 1 c. à c. de sirop d'érable. Servez dans une verrine.*

Votre séance anti-culotte de cheval (à caser où vous voulez dans la journée)

- **Commencez 5 minutes de relevés de jambes** (reprenez les explications p. 107).
- **Enchaînez avec 10 à 15 minutes de cardio :** running, vélo d'intérieur, cours cardio en salle (bon d'accord, en général c'est 1 heure de cours)...

Pour demain

Si vous déjeunez chez vous :

pelez et coupez 1 grosse pomme en dés, faites-la cuire en compote. Servez dans un ramequin, laissez refroidir, couvrez de film étirable et placez au réfrigérateur.

DÉCOUVREZ LA CHLOROPHYLLE LIQUIDE

Super-drainante, elle accélère l'élimination, rééquilibre le pH du corps, détoxifie et lutte contre la cellulite. La bonne idée : en diluer 2 c. à s. dans une Thermos avec de l'eau (froide ou chaude à votre convenance) et boire le tout dans la journée. Une fois entamée, la bouteille de chlorophylle se conserve au réfrigérateur et se consomme dans les 3 semaines.

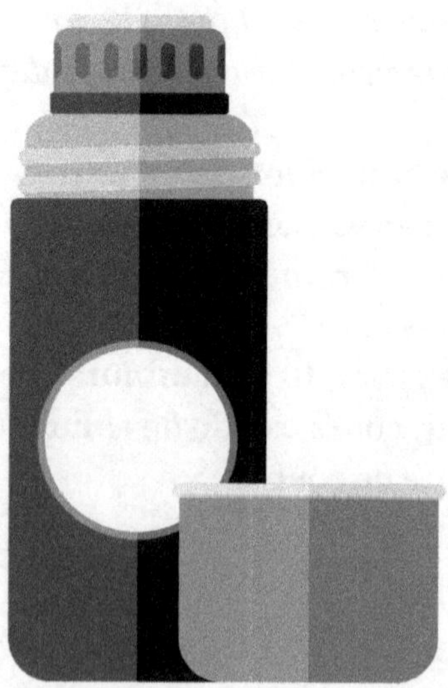

JOUR 3

Petit-déjeuner

1 thé vert ou noir (sans sucre)

Lait demi-écrémé ou lait de soja + muesli sans sucre ajouté

2 abricots ou 2 clémentines

N'oubliez pas un peu de cannelle dans le muesli…

Après votre douche

Prenez 5 minutes pour masser les zones rebelles (voir p. 103).

Déjeuner

Salade de tomates

*Aiguillettes de canard, purée de patate douce**

Pomme comme un crumble

- *Coupez 1 tomate en quartiers, parsemez de ciboulette et assaisonnez avec un peu d'huile d'onagre et de vinaigre balsamique.*
- *Faites dorer 1 c. à s. de flocons d'avoine dans une poêle antiadhésive pendant quelques minutes, sans les laisser noircir. Parsemez sur la compote préparée hier soir et dégustez aussitôt.*

C'est la Recette

AIGUILLETTES DE CANARD, PURÉE DE PATATE DOUCE

› Faites fondre 150 g de purée de patate douce surgelée 10 minutes à la casserole. Pendant ce temps, chauffez 1 c. à s. d'huile d'olive dans une poêle, faites dorer 4 aiguillettes de canard des deux côtés et laissez cuire 5 minutes. Parsemez de ciboulette et servez avec la purée.

Collation

1 verre de boisson drainante ou tisane maison

+ (facultatif) :

1 pot de fromage blanc

1 compote de fruits sans sucre ajouté

Dîner

Artichaut vinaigrette

*Crevettes à l'estragon**, riz complet

Salade de mangue au citron vert

- *Faites cuire 1 artichaut, 20 minutes à l'autocuiseur avec un fond d'eau. Égouttez, laissez tiédir et servez avec une sauce au yaourt (1 yaourt nature fouetté avec de la ciboulette et un trait de jus de citron).*
- *Accompagnez les crevettes avec 60 à 80 g de riz complet, cuit* al dente *à l'eau.*
- *En dessert, coupez en dés la moitié d'une mangue. Mélangez les dés dans un ramequin avec quelques zestes de citron vert bio râpé. Gardez l'autre moitié pour demain, au réfrigérateur sous un film étirable.*

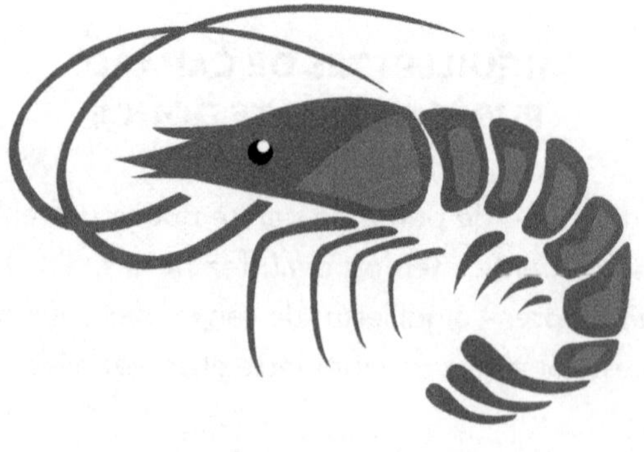

CREVETTES À L'ESTRAGON

› Chauffez 2 c. à s. d'huile dans une poêle, ajoutez 1 oignon pelé et émincé et laissez-le fondre sur feu doux, jusqu'à ce qu'il devienne translucide. Ajoutez 200 g de crevettes décortiquées surgelées, salez légèrement, poivrez et laissez cuire encore 5 minutes. Parsemez de 2 c. à c. d'estragon ciselé.

Pour demain

Si vous déjeunez chez vous :

Faites cuire 1 petit poireau, nettoyé et coupé en 3, à la vapeur pendant 15 minutes. Laissez refroidir, couvrez de film étirable et placez au réfrigérateur.

Achetez 1 steak chez le boucher. Mettez-le sur un plat avec 1 c. à s. d'huile d'olive et plusieurs tours de moulin à poivre. Laissez mariner au réfrigérateur sous un film étirable.

Pour le dîner :

Achetez 1 portion de salade verte (en sachet).

JOUR 4

Petit-déjeuner

1 thé vert ou noir (sans sucre)

2 tranches de pain complet légèrement tartinées de purée d'amande

Smoothie framboise-orange

1 yaourt au lait de soja

Pour le smoothie, mixez 100 g de framboises surgelées avec le jus de 1 orange, et pourquoi pas 1 pincée de cannelle. Servez aussitôt !

Après votre douche

Prenez 5 minutes pour masser les zones rebelles (voir p. 103).

Déjeuner

Poireau vinaigrette

Steak mariné grillé, purée de pommes de terre au curcuma

1 petite grappe de raisins

- *Assaisonnez le poireau de jus de citron fouetté avec de l'huile d'onagre et de la ciboulette.*
- *Jetez le steak dans une poêle antiadhésive bien chaude et faites-le cuire de chaque côté. Servez avec une purée (2 pommes de terre pelées cuites à l'eau et passées au moulin à légumes avec 1 trait de crème de soja, un peu de curcuma et du poivre moulu).*

Collation

1 verre de boisson drainante ou tisane maison

+ (facultatif) :

1 pot de fromage blanc

1 compote de fruits sans sucre ajouté

Dîner

- *Salade de lentilles à la coriandre**
- *Gratin de chou-fleur à la sauce blanche**, salade verte
- Compote de mangue à la vanille
  - *Ce soir, repas sans viande ni poisson : les protéines se trouvent dans les lentilles et le lait du gratin.*
  - *Servez-vous la moitié de la salade de lentilles, rangez le reste au réfrigérateur pour demain. En dessert, coupez en cubes le reste de mangue et faites-la cuire 10 minutes dans une casserole avec 1/4 de gousse de vanille fendue en deux. Servez tiède.*

SALADE DE LENTILLES À LA CORIANDRE

› Égouttez 1 boîte de lentilles (265 g). Coupez 1 tomate en dés. Mélangez le tout dans un saladier avec 1 c. à s. de coriandre ciselée, 2 c. à s. de jus de citron, 1 c. à s. d'huile d'olive et un peu de poivre.

GRATIN DE CHOU-FLEUR À LA SAUCE BLANCHE

› Faites cuire 2 poignées de fleurettes de chou-fleur surgelées à la vapeur 10 à 15 minutes, jusqu'à ce qu'elles soient tendres. Pendant ce temps, délayez 20 g de Maïzena® avec un peu de lait de soja ou demi-écrémé, froid (prélevé sur 20 cl). Chauffez le reste de lait. Quand il arrive à ébullition, versez-le sur le mélange de Maïzena® en fouettant, puis reversez le tout dans la casserole et laissez cuire sans cesser de remuer jusqu'à ce que la sauce épaississe. Répartissez la sauce blanche sur le chou-fleur et parsemez de ciboulette.

Votre séance anti-culotte de cheval
(à caser où vous voulez dans la journée)

- **Commencez 5 minutes de relevés de jambes** (reprenez les explications p. 107).
- **Enchaînez avec 10 à 15 minutes de cardio :** running, vélo d'intérieur, cours cardio en salle...

Pour demain

Si vous déjeunez chez vous :
Achetez 1 blanc de poulet chez le volailler.

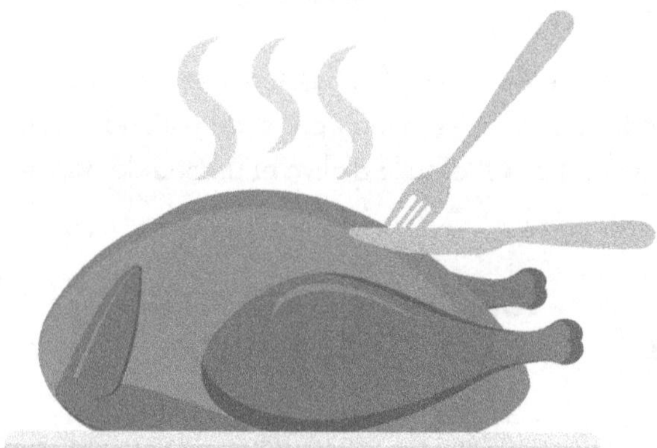

JOUR 5

Petit-déjeuner

1 thé vert ou noir (sans sucre)

2 tranches de pain complet

1 yaourt de soja

1 compote sans sucre ajouté

Ajoutez un peu de cannelle dans la compote.

Après votre douche

Prenez 5 minutes pour masser les zones rebelles (voir p. 103).

Si vous déjeunez chez vous :

Faites mariner 1 blanc de poulet coupé en lanières 30 minutes avant de le cuire dans un mélange de 2 c. à s. d'huile d'olive + 2 c. à s. de jus de citron + 1 c. à c. de gingembre frais râpé.

Déjeuner

Endive et pomme en salade

Poulet mariné au gingembre, épinards

Tartare de pommes aux zestes de citron

- *Émincez 1 petite endive, assaisonnez-la avec un peu de jus de citron, d'huile d'olive et quelques dés prélevés sur une grosse pomme rincée et séchée.*
- *Jetez les lanières de poulet dans une poêle antiadhésive bien chaude et faites-les cuire une dizaine de minutes, jusqu'à ce qu'elles soient dorées. Servez avec des galets d'épinards surgelés, décongelés à la casserole et assaisonnés avec 1 c. à s. de crème à 8 %.*
- *En dessert, coupez le reste de la pomme en tout petits dés. Mélangez avec le jus de ½ citron bio et 2 bandes de zestes préalablement ébouillantées et coupées en fines lamelles. Tassez la préparation dans une verrine et servez frais.*

Collation

1 verre de boisson drainante ou tisane maison
+ (facultatif) :
1 pot de fromage blanc
1 compote de fruits sans sucre ajouté

Dîner

Salade de lentilles à la coriandre
Cabillaud à la balinaise, purée de potiron au gingembre
Fromage blanc, coulis de fruits rouges sans sucre ajouté

- *Votre entrée vous attend au réfrigérateur.*
- *Pour le plat, faites décongeler de la purée de potiron surgelée dans une casserole, assaisonnez avec 1 trait de crème de soja et 1 c. à c. de gingembre frais râpé. Chauffez un peu d'huile d'olive dans une poêle, faites dorer 1 pavé de cabillaud 5 minutes environ en retournant à mi-cuisson. Parsemez de coriandre et poivrez. Servez avec la purée.*

Une balade digestive pour booster le métabolisme

Au lieu de vous caler dans un fauteuil sitôt le repas terminé, découvrez un autre rituel : une fois la table débarrassée et la vaisselle propre, enfilez une paire de chaussures et allez faire une petite promenade. D'une part, vous ferez disparaître cette sensation de torpeur qui s'empare de vous après le repas (et vous pourrez être plus actif l'après-midi), d'autre part, votre organisme brûlera immédiatement une partie des calories absorbées. Et si c'est après le dîner, sommeil au top assuré.

Pour demain

Faites cuire 1 petite pomme pelée coupée en dés avec 2 figues en morceaux (fraîches ou surgelées), 10 minutes environ dans une petite casserole avec 4 c. à s. d'eau. Laissez refroidir et conservez au réfrigérateur, sous du film étirable. Présentez dans une coupe ou dans une boîte repas si vous l'emportez avec vous.

Vos courses pour demain

Si vous déjeunez chez vous :
Achetez 1 poignée de mâche chez le primeur.
Pour le dîner :
1 tranche de jambon chez le charcutier et 1 galette de sarrasin nature (chez votre traiteur, sinon en surgelé).

JOUR 6

Petit-déjeuner

1 thé vert ou noir (sans sucre)

1 yaourt nature + muesli sans sucre ajouté

Smoothie banane-fruits rouges

Pour le smoothie, mixez 1 banane avec 1 poignée de fruits rouges surgelés. Complétez avec un peu d'eau minérale pour obtenir pile la bonne texture.

Après votre douche

Prenez 5 minutes pour masser les zones rebelles (voir p. 103).

Déjeuner

Salade de mâche

Pavé de saumon, pommes vapeur

Compote pom'figues

- *Assaisonnez une poignée de mâche avec un peu d'huile de noix et de vinaigre de cidre.*
- *Faites cuire 2 pommes de terre pelées au cuit-vapeur, 20 minutes. Ajoutez le saumon au bout de 10 minutes. Servez le saumon et les pommes de terre parsemés de ciboulette.*
- *Votre compote vous attend au réfrigérateur.*

Collation

1 verre de boisson drainante ou tisane maison

+ (facultatif) :

1 pot de fromage blanc

1 compote de fruits sans sucre ajouté

Dîner

Potage au potiron et aux amandes effilées

*Galette de sarrasin jambon-poireaux**

*Poire en papillote**

Faites décongeler 100 g de purée de potiron, ajoutez 15 cl de lait environ de façon à obtenir un velouté fluide et homogène, salez et poivrez légèrement. Parsemez de 1 c. à c. d'amandes effilées préalablement dorées dans une poêle antiadhésive.

C'est la Recette

GALETTE DE SARRASIN JAMBON-POIREAUX

› Nettoyez 1 petit poireau et émincez-le en fines rondelles. Faites-le fondre dans une poêle avec 2 c. à s. d'huile d'olive, jusqu'à ce qu'il soit tendre (10 minutes environ). Ajoutez un peu de crème de soja et 1 tranche de jambon blanc dégraissé coupée en dés. Chauffez une poêle antiadhésive légèrement huilée, déposez-y 1 galette de sarrasin (du commerce) pour la réchauffer. Répartissez la garniture au centre de la galette, repliez les bords vers l'intérieur en laissant la garniture apparente, et servez aussitôt.

C'est la Recette

POIRE EN PAPILLOTE

› Préchauffez le four à 210 °C (th. 7). Pelez 1 poire en la gardant entière puis évidez-la. Disposez-la sur une feuille de papier sulfurisé. Saupoudrez de cannelle, refermez la papillote et faites cuire 30 minutes environ. Laissez tiédir une dizaine de minutes avant de déguster.

Pour demain

Si vous déjeunez chez vous :

Achetez ¼ d'ananas et 1 poignée de mâche chez le primeur. Pour le dîner, 1 souris d'agneau chez le boucher.

En cuisine pour demain

Pour le dîner :

Faites dorer la souris d'agneau dans 1 c. à s. d'huile, dans une cocotte, versez 2 verres d'eau, ajoutez du romarin et du thym, couvrez et laissez cuire 1 h 15.

Votre séance anti-culotte de cheval
(à caser où vous voulez dans la journée)

- **Commencez 5 minutes de relevés de jambes** (reprenez les explications p. 107).
- **Enchaînez avec 10 à 15 minutes de cardio :** running, vélo d'intérieur, cours cardio en salle...

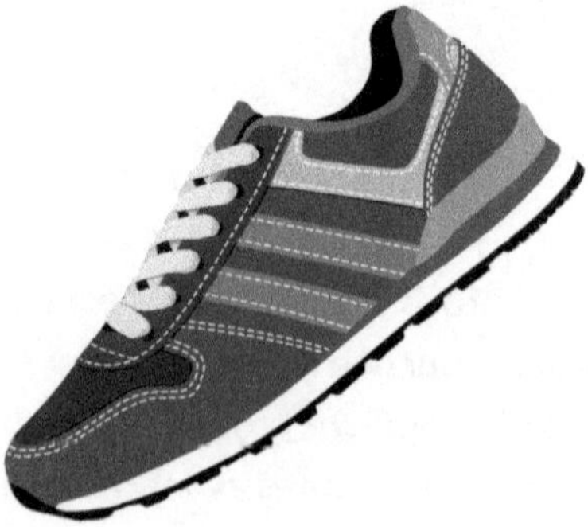

JOUR 7

Petit-déjeuner

1 thé vert ou noir (sans sucre)

Porridge aux flocons d'avoine au cacao

1 orange

Versez 25 cl de lait demi-écrémé et 50 g de flocons d'avoine dans une casserole, ajoutez 1 c. à c. de sirop d'agave et 1 c. à s. de cacao amer. Chauffez et faites cuire 6 minutes en remuant sans cesse jusqu'à ce que le mélange soit épais et crémeux. Dégustez tiède.

Après votre douche

Prenez 5 minutes pour masser les zones rebelles (voir p. 103).

Pour gagner du temps pour le dîner

Vous pouvez réaliser l'étape 1 de la recette de l'île flottante ce matin. Vous n'aurez plus qu'à préparer le blanc en neige ce soir !

Déjeuner

Mâche

Souris d'agneau, spaghettis complets à la tomate

¼ d'ananas

- *Assaisonnez la mâche avec un peu d'huile d'onagre, du vinaigre de cidre et de la ciboulette.*
- *Réchauffez la souris d'agneau, servez avec 60 à 80 g de spaghettis complets cuits* al dente, *assaisonnées avec 1 tomate coupée en dés et du basilic ciselé.*

Collation

1 verre de boisson drainante ou tisane maison

+ (facultatif) :

1 pot de fromage blanc

1 compote de fruits sans sucre ajouté

Dîner

Rillettes de saumon, salade verte

Wok de quinoa

*Île flottante de fruits rouges minceur**

- *Écrasez 1 petite boîte de saumon au naturel avec 3 c. à s. de crème de soja, 1 c. à c.de ciboulette ciselée et un peu de poivre. Dégustez avec des tartines craquantes au sarrasin.*
- *Pour le plat, mélangez 2 poignées de brocoli cuit à la vapeur avec 60 à 80 g de quinoa, cuit à l'eau bouillante 10 à 12 minutes, un peu de sel, de coriandre ciselée et de poivre.*

C'est la Recette

ÎLE FLOTTANTE DE FRUITS ROUGES MINCEUR

› Faites cuire 200 g de fruits rouges surgelés pendant 10 minutes à couvert avec 10 cl d'eau minérale. Versez dans un ramequin et laissez refroidir 1 heure au réfrigérateur. Portez 20 cl de lait de soja ou demi-écrémé à frémissements dans une casserole. Pendant ce temps, battez 1 blanc en neige ferme avec 1 trait de jus de citron (ce qui favorise leur tenue). Déposez le blanc en neige entier sur le lait frémissant et laissez pocher 1 minute en le retournant à mi-cuisson. Égouttez à l'aide d'une écumoire. Déposez-le sur la soupe de fruits rouges et placez au frais jusqu'au moment de servir.

Le point sur la semaine écoulée

Prenez un stylo, visualisez la semaine écoulée et listez tout ce qui vous semble important. Ces quelques points pour vous aider.

	☺	☹
J'ai eu faim	Non	Oui
J'ai sauté un repas	Non	Oui
J'ai craqué pour un aliment autre que ceux des menus	Non	Oui
J'ai marché au moins 10 000 pas par jour (ou entre 30 minutes et 1 heure)	Oui	Non
J'ai fait du sport en semaine ou le week-end	Oui	Non
Je suis de bonne humeur	Oui	Non
Je suis fatiguée	Non	Oui
Je me sens plus en forme, plus souple	Oui	Non
J'ai perdu du poids	Oui	Non

Autres remarques

....

....

....

....

....

....

....

....

....

....

....

....

SEMAINE 4

Vous arrivez à la fin de votre programme, bravo ! Vous devriez avoir perdu quelques centimètres au niveau de votre zone rebelle. Mais une fois encore, la culotte de cheval est très difficile à déloger. N'hésitez donc pas à poursuivre ce programme aussi longtemps que vous en éprouverez le besoin. Et, dans tous les cas, conservez les bons réflexes que vous avez découverts : la douche froide sur les jambes, vos séances de sport, les massages... D'accord ? Allez, on a encore une semaine devant nous pour parfaire les résultats !

Avant de poursuivre

Prenez toujours vos mesures. Munissez-vous d'un mètre de couturière et notez ci-dessous :

Vos mensurations :
Fesses : .... cm (au niveau le plus fort)
Cuisses : .... cm (circonférence d'une cuisse)
Genoux : .... cm (circonférence d'un genou)

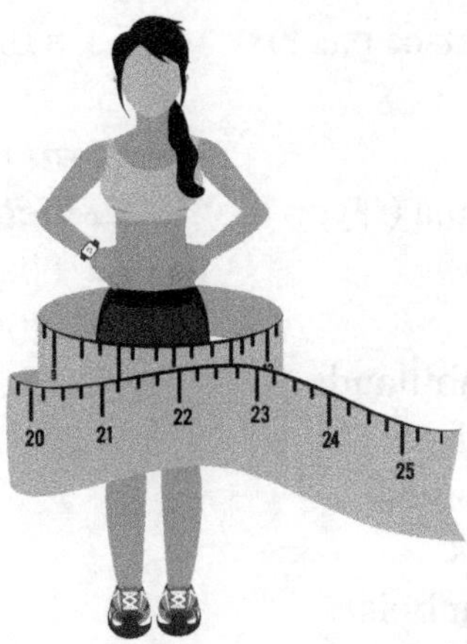

Liste de courses de la semaine

Chez le boulanger

❑ 1 pain complet

Au supermarché

Rayon frais

❑ 2 yaourts nature
❑ 1 fromage blanc
❑ 2 yaourts au lait de soja
❑ 2 compotes sans sucre ajouté

Rayon épicerie

❑ 3 œufs
❑ Riz complet
❑ 1 petite boîte de thon au naturel
❑ 1 petite boîte de maïs
❑ Olives vertes
❑ 1 plaque de chocolat noir à 70 % (mais vous en avez encore, n'est-ce pas ?)
❑ Sésame
❑ Quinoa
❑ Crème de soja (rayon bio)

Rayon surgelés

❑ 1 pavé de cabillaud
❑ 1 sac de cerises
❑ 1 boîte de fonds d'artichauts
❑ 1 sac de framboises
❑ 1 steak de thon
❑ 1 sac de figues
❑ 1 sac de myrtilles
❑ 1 sac de pétoncles
❑ 1 pavé de saumon

Côté primeur

❑ 1 poire
❑ 1 petite banane
❑ 4 clémentines ou 4 abricots
❑ 2 pommes
❑ 1 orange
❑ 1 pamplemousse ou 1 melon selon la saison
❑ 1 kiwi
❑ 1 banane
❑ Citrons (2 minimum)
❑ 3 pommes de terre
❑ 1 courgette
❑ 3 tomates

Dans un magasin bio et diététique

❑ 1 barquette de tofu soyeux (400 g)

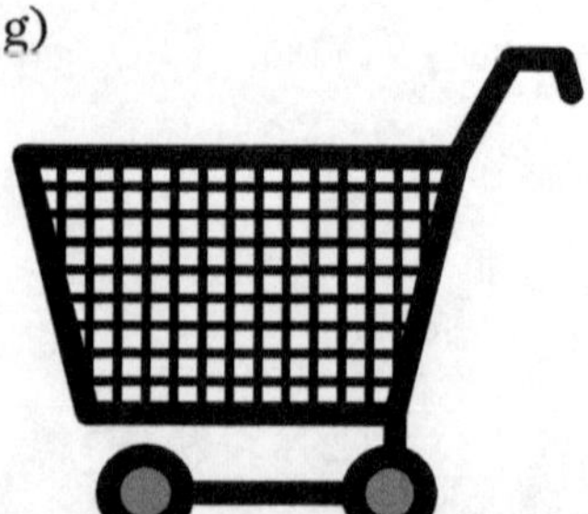

Si vous déjeunez chez vous, prévoyez en plus :

Côté primeur

❑ 2 pommes de terre à chair ferme
❑ 2 oignons
❑ 1 courgette
❑ 1 carotte
❑ 1 gousse d'ail
❑ 3 tomates
❑ 1 poire
❑ 1 orange
❑ 4 citrons
❑ 1 pomme Granny
❑ 1 banane
❑ 1 noix (vous en avez acheté une poignée au début du programme)

Rayon surgelés

❑ 100 g de steak haché à 5 %
❑ 1 boîte d'aiguillettes de canard
❑ 1 sac de moules décoquillées
❑ 1 sac de haricots verts
❑ 1 sac de mirabelles
❑ 1 pavé de cabillaud
❑ 1 sac de fleurettes de brocoli

Rayon épicerie

❑ Eau de fleur d'oranger (pas d'« arôme » fleur d'oranger, achetez de l'« eau », au rayon oriental par exemple)
❑ Crème de soja
❑ Riz complet
❑ 1 petite boîte de haricots rouges
❑ Infusions de verveine (bio de préférence)
❑ 1 boîte moyenne de petits pois

Rayon frais

❑ 1 pot de cancoillotte
❑ 2 fromages blancs
❑ Coulis de fruits rouges sans sucre ajouté
❑ 1 blanc de poulet fermier

Si vous avez besoin d'une collation, pensez à :

❑ 7 pots de fromage blanc
❑ 7 pots de compote de fruits sans sucre ajouté

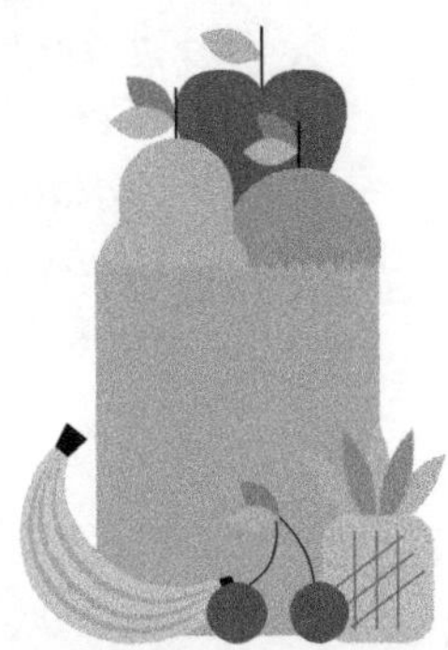

JOUR 1

Petit-déjeuner

- 1 thé vert ou noir (sans sucre)
- 2 tranches de pain complet légèrement tartinées de purée d'amande
- 1 smoothie orange-framboises
- 1 yaourt au lait de soja

Préparez votre smoothie : pressez 1 orange et mixez le jus recueilli avec 100 g de framboises surgelées.

Après votre douche

Prenez 5 minutes pour masser les zones rebelles (voir p. 103).

Pour ce soir

Laissez décongeler 1 petite poignée de figues surgelées, couvertes de film étirable, au réfrigérateur.

Si vous déjeunez chez vous

Faites mariner 1 blanc de poulet coupé en lanières 30 minutes avant de le cuire dans un mélange de 2 c. à s. d'huile d'olive + 2 c. à s. de jus de citron + 1 c. à c. de baies roses pilées.

Déjeuner

- *Salade mexicaine**
- Blanc de poulet mariné aux baies roses, haricots verts
- Fromage blanc, coulis de fruits rouges sans sucre ajouté
  - *Servez-vous la moitié de la salade, placez le reste dans un petit saladier couvert de film étirable et rangez au réfrigérateur.*
  - *Jetez les lanières de poulet dans une poêle antiadhésive bien chaude et laissez-les cuire 10 à 12 minutes en les retournant*

régulièrement. Servez avec 1 belle poignée de haricots verts (surgelés) cuits 10 minutes à la vapeur.

C'est la Recette

SALADE MEXICAINE

› Rincez et égouttez 1 petite boîte de haricots rouges, mettez-les dans un saladier. Détaillez 1 tomate et ½ oignon pelé en tout petits dés. Mélangez dans le saladier avec les haricots, 1 c. à s. d'huile d'onagre, 2 c. à s. de jus de citron, 1 c. à c. de coriandre ciselée, un peu de sel et de piment d'Espelette. Servez frais.

Collation

1 verre de boisson drainante ou tisane maison
+ (facultatif) :
1 pot de fromage blanc
1 compote de fruits sans sucre ajouté

Dîner

½ pamplemousse (ou ½ melon selon la saison)
*Steak de thon au sésame, quinoa et concassée de tomate fraîche**
Gratin de figues

- *Rangez la moitié de pamplemousse (ou de melon) restante au réfrigérateur pour demain.*
- *Disposez les figues décongelées dans un ramequin allant au four, parsemez de quelques pincées d'amandes effilées et passez 5 minutes au four, le temps de faire dorer les amandes.*

C'est la Recette

STEAK DE THON AU SÉSAME, QUINOA ET CONCASSÉE DE TOMATES FRAÎCHES

› Faites cuire 60 à 80 g de quinoa à l'eau salée, 10 minutes à partir de l'ébullition (départ dans l'eau froide). Laissez gonfler 5 minutes hors du feu. Pendant ce temps, coupez 1 tomate en tout petits dés, ajoutez un peu de piment de Cayenne, de la ciboulette, du sel et du poivre. Faites griller le steak de thon 2 à 3 minutes de chaque côté à la poêle antiadhésive (il doit rester rosé à cœur). Servez avec le quinoa égoutté et la concassée de tomate.

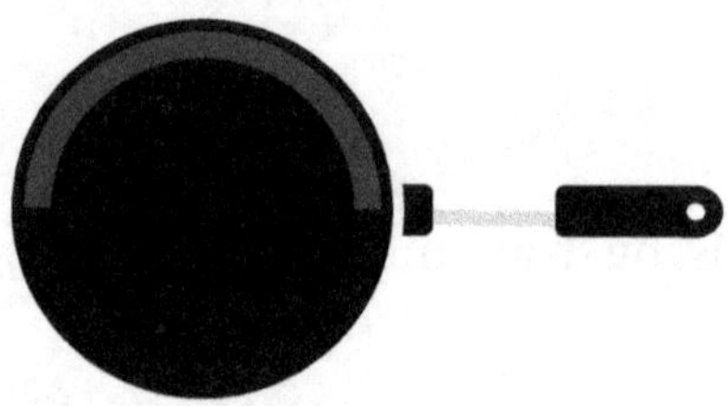

Pour demain

Si vous déjeunez chez vous :

Faites cuire 1 poignée de fleurettes de brocoli à la vapeur. Laissez refroidir, puis placez dans un ramequin, couvrez de film étirable et conservez au réfrigérateur.

Pour le dîner :

Achetez 2 tranches de jambon blanc.

Faites décongeler 100 g de myrtilles : placez-les dans un ramequin, couvrez de film étirable et rangez au réfrigérateur.

JOUR 2

Petit-déjeuner

1 thé vert ou noir (sans sucre)

Lait demi-écrémé ou lait de soja + muesli sans sucre ajouté

2 abricots ou 2 clémentines

Vous pouvez ajouter un peu de cacao amer dans votre bol de lait.

Après votre douche

Prenez 5 minutes pour masser les zones rebelles (voir p. 103).

Déjeuner

Brocoli en salade et aux amandes effilées

*Moules au curry, riz complet**

Banane craquante aux épices

- *Assaisonnez le brocoli cuit hier soir avec un peu d'huile d'onagre, de vinaigre de cidre et 1 c. à s. d'amandes effilées préalablement dorées dans une poêle antiadhésive.*
- *Écrasez la banane avec quelques pincées de cannelle, servez dans une verrine et ajoutez 1 noix cassée en éclats par-dessus.*

C'est la Recette

MOULES AU CURRY, RIZ COMPLET

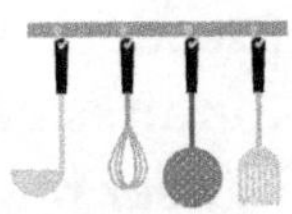

› Faites décongeler 200 g de moules décortiquées surgelées dans une casserole avec un fond d'eau. Pendant ce temps, faites cuire 60 à 80 g de riz complet selon les indications du paquet. Quand les moules sont cuites, égouttez-les et ajoutez-leur 10 cl de crème de soja et 1 c. à c. rase de curry. Poivrez et parsemez de ciboulette. Servez aussitôt avec le riz égoutté.

🕓 ***Collation***

🥛 1 verre de boisson drainante ou tisane maison
+ (facultatif) :
🍴 1 pot de fromage blanc
🍴 1 compote de fruits sans sucre ajouté

🕓 ***Dîner***

🍴 ½ pamplemousse (ou ½ melon selon la saison)
🍴 2 tranches de jambon blanc, pommes de terre vapeur
🍴 Verrine aux myrtilles

- *Pensez à bien éliminer la graisse du jambon. Servez avec 2 pommes de terre cuites à la vapeur.*
- *Pour le dessert, mélangez 1 fromage blanc avec 1 c. à s. de sirop d'érable et 1 c. à c. d'extrait de vanille, mettez dans une verrine et recouvrez avec 100 g de myrtilles décongelées.*

Pour demain

Si vous déjeunez chez vous :
Achetez 1 escalope de veau chez le boucher.

Pour le dîner :
Prenez 6 champignons de Paris chez le primeur.
Et faites cuire 1 poignée de cerises surgelées à la casserole. Laissez refroidir, mettez dans un ramequin, couvrez et placez au réfrigérateur.

Votre séance anti-culotte de cheval
(à caser où vous voulez dans la journée)

- **Commencez 5 minutes de relevés de jambes** (reprenez les explications p. 107).
- **Enchaînez avec 10 à 15 minutes de cardio :** running, vélo d'intérieur, cours cardio en salle...

JOUR 3

Petit-déjeuner

1 thé vert ou noir (sans sucre)

2 tranches de pain complet

1 yaourt de soja

1 compote sans sucre ajouté

N'oubliez pas la pincée de cannelle dans la compote !

Après votre douche

Prenez 5 minutes pour masser les zones rebelles (voir p. 103).

Déjeuner

*Hoummos de petits pois** + bâtonnets de carottes

Escalope de veau, quinoa aux noix

*Soupe de pomme à la verveine**

- *Servez l'hoummos de petits pois avec 1 carotte coupée en bâtonnets.*
- *Plongez 60 à 80 g de quinoa dans une casserole d'eau froide, portez à ébullition et faites alors cuire 5 minutes. Égouttez, salez, poivrez, ajoutez 2 noix cassées en éclats et parsemez de persil. Saisissez l'escalope dans un peu d'huile d'olive, dans une poêle. Servez avec le quinoa.*

UNE INFUSION DE VERVEINE DIGESTIVE ET ANTISTRESS S'IL VOUS PLAÎT !

Vous avez acheté des sachets d'infusion de verveine pour préparer le dessert de ce midi. Ne les oubliez pas dans le placard, prenez l'habitude d'en boire dans la journée, à la place d'un verre d'eau. Si vous avez du mal à boire de l'eau plate, cela vous aidera, et vous profiterez en plus de vertus apaisantes et digestives.

C'est la Recette

HOUMMOS DE PETITS POIS

› Égouttez 1 boîte moyenne de petits pois, rincez-les et égouttez à nouveau. Mixez-les finement avec ½ gousse d'ail (gardez l'autre moitié pour demain), 1 c. à s. de jus de citron, 1 c. à s. d'huile d'olive, 1 c. à c. de coriandre ciselée, un peu de sel et du poivre. Ajoutez un peu d'eau minérale de façon à obtenir un mélange lisse et crémeux. Présentez dans un ramequin et servez frais.

C'est la Recette

SOUPE DE POMME À LA VERVEINE

› Portez 15 cl d'eau à ébullition et versez sur 1 sachet d'infusion de verveine. Laissez infuser 10 minutes, égouttez le sachet. Ajoutez 1 c. à c. de sirop d'agave et mélangez pour le faire fondre. Laissez refroidir puis placez 1 heure au réfrigérateur. Avant de passer à table, rincez et séchez 1 pomme Granny, coupez-la en tout petits dés façon minestrone. Mettez dans une verrine, arrosez d'infusion et servez frais.

Collation

1 verre de boisson drainante ou tisane maison
+ (facultatif) :
1 pot de fromage blanc
1 compote de fruits sans sucre ajouté

Dîner

Champignons en salade
Pavé de cabillaud, purée pomme de terre et artichaut
Compotée de cerises

- *Émincez 6 champignons de Paris, ajoutez un peu d'aneth ciselé, 1 c. à c. d'huile d'olive et un filet de jus de citron.*

- *Faites cuire 2 fonds d'artichauts surgelés avec 1 pomme de terre pelée, à l'eau bouillante salée, puis égouttez et passez au moulin à légumes. Assaisonnez avec 1 c. à s. de crème de soja, du sel et du poivre. Faites cuire le pavé de cabillaud à la vapeur pendant 10 à 15 minutes. Servez avec la purée et parsemez de ciboulette.*
- *La compote de cerises vous attend au réfrigérateur.*

Adoptez la muscu « ni vu ni connu »
Au travail, assise (devant un écran par exemple), pensez à serrer bien fort les deux genoux l'un contre l'autre : cela fait travailler l'intérieur des cuisses, une zone trop souvent négligée et qui trahit vite le poids des années et le relâchement musculaire. Optez pour les escaliers au lieu de l'ascenseur, en montant les marches sur la pointe des pieds pour galber les mollets !

Pour demain

Si vous déjeunez chez vous :
Achetez 1 poignée de mâche chez le primeur.
Et pour le dîner, 1 poignée de germes de soja.

Préparez votre dessert du dîner :
Lavez et évidez 1 pomme, déposez-la dans un plat à four avec un fond d'eau, poudrez de cannelle et enfournez à 210 °C (th. 7) pendant 30 à 40 minutes (ou 5 minutes environ au micro-ondes, dans un plat adapté). Laissez refroidir, couvrez de film étirable et placez au réfrigérateur.

JOUR 4

Petit-déjeuner

1 thé vert ou noir (sans sucre)

2 tranches de pain complet légèrement tartinées de purée d'amande

1 compote sans sucre ajouté

1 œuf à la coque

Un œuf coque au petit-déjeuner, c'est trop bon ! Ne le salez pas trop, ajoutez-lui plutôt du poivre.

Après votre douche

Prenez 5 minutes pour masser les zones rebelles (voir p. 103).

Déjeuner

Salade de mâche

*Spaghettis bolo-light**

Mirabelles à la menthe

- *Assaisonnez la mâche avec un peu d'huile d'onagre et de vinaigre de cidre.*
- *Faites décongeler 2 poignées de mirabelles dans une petite casserole et laissez mijoter 5 minutes (ou faites-les cuire 10 minutes si elles sont fraîches). Servez dans un ramequin, laissez tiédir et parsemez de menthe ciselée.*

C'est la Recette

SPAGHETTIS BOLO-LIGHT

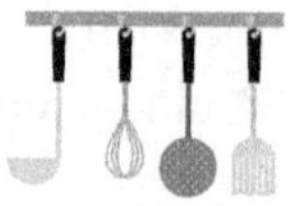

› Faites cuire 60 à 80 g de spaghettis complets selon les indications données sur le paquet. Pendant ce temps, émincez la ½ gousse d'ail d'hier. Chauffez 1 c. à s. d'huile d'olive dans une sauteuse avec l'ail puis ajoutez 100 g de steak haché à 5 % de MG et laissez cuire 5 minutes.

Incorporez 2 tomates coupées en dés, de l'origan, du poivre, et faites cuire encore 15 minutes. Égouttez les pâtes, nappez de sauce et servez aussitôt.

Collation

1 verre de boisson drainante ou tisane maison

+ (facultatif) :

- 1 pot de fromage blanc
- 1 compote de fruits sans sucre ajouté

Dîner

- Germes de soja
- Saumon à l'aneth, poêlée de courgettes
- Pomme au coulis de fruits rouges
  - *Assaisonnez les germes de soja avec 1 c. à s. d'huile d'olive, du jus de citron et 1 c. à s. de coriandre ciselée.*
  - *Pour le plat, taillez 1 courgette en dés et faites-les revenir dans une poêle avec 1 c. à s. d'huile d'olive, un peu de sel et de poivre. Pendant ce temps, faites cuire le saumon 10 minutes à la vapeur. Servez parsemé d'aneth, et accompagné de courgettes.*
  - *Pour le dessert, versez un peu de coulis de fruits rouges sur la pomme qui vous attend au réfrigérateur. Parsemez d'amandes effilées.*

Votre séance anti-culotte de cheval (à caser où vous voulez dans la journée)

- **Commencez 5 minutes de relevés de jambes** (reprenez les explications p. 107).
- **Enchaînez avec 10 à 15 minutes de cardio :** running, vélo d'intérieur, cours cardio en salle...

UN ŒUF COQUE AU PETIT-DÉJEUNER

Le jaune d'œuf est un précurseur de testostérone et d'hormone de croissance, le cocktail parfait pour plus de muscles mais moins de graisses. Vous avez du mal à le digérer ? Remplacez le sel et le poivre habituels par du gingembre en poudre ou du curry, qui facilitent sa digestion en stimulant les contractions de l'estomac.

Pour demain

Si vous déjeunez chez vous :

1 poignée de mesclun chez le primeur et 100 g de jambon blanc dégraissé chez le charcutier.

Préparez votre dessert des deux prochains dîners

C'est la Recette

CRÈME AU CHOCOLAT LIGHT

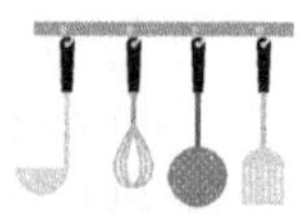

› Fouettez 300 g de tofu soyeux (magasins bio) dans un saladier. Faites fondre 75 g de chocolat noir au bain-marie. Quand il est lisse et homogène, versez-le dans le saladier et mixez à l'aide d'un mixeur plongeant (ou fouettez à la main, 3 minutes). Répartissez dans 2 ramequins et placez au réfrigérateur une nuit avant de servir.

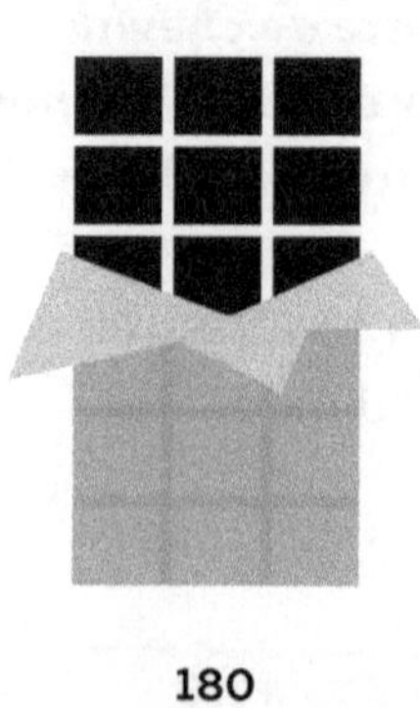

JOUR 5

Petit-déjeuner

1 thé vert ou noir (sans sucre)

1 yaourt nature + muesli sans sucre ajouté

1 smoothie poire-banane

Préparez le smoothie en mixant 1 poire pelée et épépinée avec 1 petite banane.

Après votre douche

Prenez 5 minutes pour masser les zones rebelles (voir p. 103).

Déjeuner

Mesclun

*Tartif'light**

Orange à l'orientale

- *Assaisonnez le mesclun avec un peu d'huile d'onagre et de vinaigre de cidre.*

☞ *Ce midi, une recette typique des sports d'hiver et réputée pour sa richesse. Une façon de vous montrer que n'importe quelle recette peut être adaptée à la sauce légère !*

- *En dessert, pelez 1 orange, coupez-la en tranches et disposez-les sur une assiette façon carpaccio. Saupoudrez de cannelle et versez 1 c. à s. d'eau de fleur d'oranger.*

C'est la Recette

TARTIF'LIGHT

› Épluchez 2 pommes de terre et coupez-les rondelles. Faites-les cuire 10 minutes à la vapeur. Préchauffez le four à 210 °C (th. 7). Chauffez 1 c. à s. d'huile d'olive dans une poêle et faites-y fondre 1 oignon émincé jusqu'à ce qu'il devienne translucide. Dans un petit plat à gratin, étalez une couche de rondelles de pommes de terre, répartissez la moitié de

100 g de dés de jambon blanc et de l'oignon puis 1 cuillère à soupe de cancoillotte. Poivrez légèrement. Répartissez le reste de pommes de terre, de jambon et d'oignon et recouvrez de cancoillotte. Faites gratiner 30 minutes.

LA CAN-QUOI ?

La cancoillotte, ce n'est pas une insulte, c'est le nom d'une spécialité fromagère franc-comtoise à la texture onctueuse et légèrement liquide. Sa particularité : elle est fabriquée à partir de lait de vache écrémé et caillé fondu dans de l'eau. Résultat, elle titre environ 4 % de lipides et 110 calories aux 100 grammes. Comme tout fromage, elle reste salée, mais en cas d'envie de fromage fondu sur des pâtes ou des pommes de terre, elle fait illusion. À tester, et à découvrir en pot, au rayon « fromages » des grandes surfaces.

Collation

1 verre de boisson drainante ou tisane maison
+ (facultatif) :
1 pot de fromage blanc
1 compote de fruits sans sucre ajouté

Dîner

Tartare de tomate aux olives vertes
Poêlée de pétoncles à l'estragon, riz complet
*Crème au chocolat light**

- *Détaillez 1 tomate en petits dés. Égouttez-les à travers un fin tamis. Ajoutez 3 olives vertes dénoyautées et coupées en rondelles, poivrez. Servez en dôme sur une assiette.*

- *Pour le plat, poêlez 200 g de pétoncles surgelés dans 1 c. à s. d'huile d'olive pendant 5 minutes. Parsemez d'estragon et ajoutez 1 c. à s. de crème de soja. Servez avec 60 à 80 g de riz complet cuit à l'eau bouillante salée.*
- *Le dessert est prêt.*

Pour demain

Si vous déjeunez chez vous :
faites cuire 1 poignée de haricots verts, 10 à 15 minutes à la vapeur. Laissez refroidir, mettez dans un petit saladier, couvrez de film étirable et placez au réfrigérateur.

C'EST QUOI LE TOFU SOYEUX ?

Vous avez remarqué l'utilisation de « tofu soyeux » dans la liste des ingrédients de la crème au chocolat. Cet ingrédient se trouve dans les magasins bio au rayon frais. Sa particularité : mixé longuement avec un autre ingrédient assez épais (purée épaisse de fruits, chocolat fondu...), il permet d'obtenir une crème dessert très onctueuse et gourmande. Essayez ! Et pour la ligne, c'est infiniment mieux qu'une mousse au chocolat avec œufs, beurre et sucre !

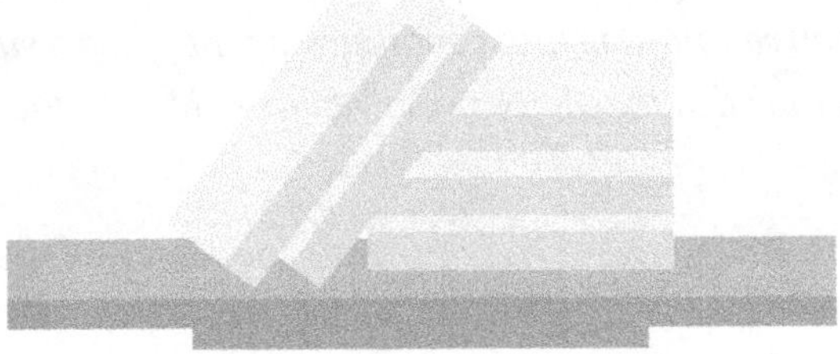

JOUR 6

Petit-déjeuner

1 thé vert ou noir (sans sucre)

Porridge aux flocons d'avoine à la vanille

2 clémentines ou 2 abricots

Versez 25 cl de lait demi-écrémé et 40 g de flocons d'avoine dans une casserole, ajoutez 1 c. à c. de sirop d'agave et 1 c. à c. d'extrait de vanille. Chauffez et faites cuire 6 minutes en remuant sans cesse jusqu'à ce que le mélange soit épais et crémeux. Dégustez tiède.

Après votre douche

Prenez 5 minutes pour masser les zones rebelles (voir p. 103).

Déjeuner

Salade de haricots verts

Cabillaud, brocoli à la béchamel

Fromage blanc, coulis de fruits rouges sans sucre ajouté

- *Assaisonnez les haricots verts avec un peu d'huile de noix et de vinaigre de cidre.*
- *Faites cuire 1 pavé de cabillaud et 2 poignées de fleurettes de brocoli à la vapeur 10 à 15 minutes, jusqu'à ce que les fleurettes soient tendres. Délayez 20 g de Maïzena® avec un peu de lait froid prélevé sur 20 cl. Chauffez le reste de lait. Quand il arrive à ébullition, versez-le sur le mélange de Maïzena® en fouettant, puis reversez le tout dans la casserole et laissez cuire en remuant jusqu'à épaississement. Versez sur le brocoli, parsemez de ciboulette et servez avec le cabillaud.*

Collation

1 verre de boisson drainante ou tisane maison
+ (facultatif) :
1 pot de fromage blanc
1 compote de fruits sans sucre ajouté

Dîner

*Salade de riz au thon**
*Crème au chocolat light** (voir p. 180)

- *Ce soir, une grande salade composée en guise de plat unique.*
- *Et le dessert est au réfrigérateur !*

C'est la Recette

SALADE DE RIZ AU THON

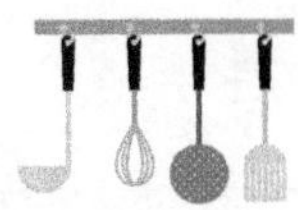

› Faites cuire 60 à 80 g de riz complet, selon les indications du paquet. Versez dans une passoire, passez sous un filet d'eau froide et laissez refroidir. Égouttez 1 petite boîte de thon au naturel, émiettez la chair dans un saladier. Ajoutez 1 petite boîte de maïs rincé et égoutté, 1 c. à s. de persil ciselé, 4 olives vertes dénoyautées, 1 c. à s. d'huile d'olive, un trait de jus de citron (selon vos goûts) et du poivre. Mélangez bien, puis ajoutez 1 tomate coupée en dés et le riz.

Pour demain

Si vous déjeunez chez vous :
Préparez votre entrée. Rincez et séchez 1 petite courgette. Taillez-la en lamelles à l'aide d'un économe, assaisonnez-les avec un filet d'huile d'olive, du jus de citron et quelques pincées de cumin. Couvrez de film étirable et placez au réfrigérateur.

Pour le dîner :
Achetez 1 artichaut chez le primeur.

VENEZ DÎNER QUAND VOUS VOULEZ !

Vous recevez ce soir ? Aucun souci pour préparer un menu ultra-gourmand et parfaitement minceur. Vous pouvez opter pour une salade avocat/mâche/pamplemousse/crevettes sans mayonnaise, toujours chic et raffinée, puis un poulet basquaise maison (cuisiné avec des blancs seulement) servi avec des tagliatelles al dente, et enfin une crème au chocolat light (p. 180). Qui a dit qu'il était impossible de mincir tout en conservant une vie sociale ?

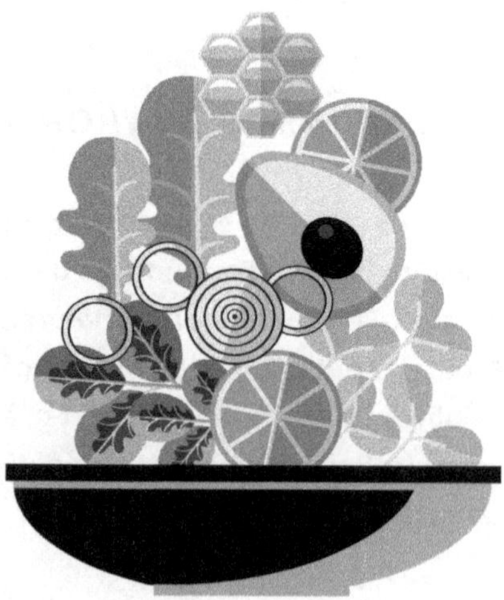

Votre séance anti-culotte de cheval
(à caser où vous voulez dans la journée)

- **Commencez 5 minutes de relevés de jambes** (reprenez les explications p. 107).
- **Enchaînez avec 10 à 15 minutes de cardio :** running, vélo d'intérieur, cours cardio en salle...

JOUR 7

Petit-déjeuner

1 thé vert ou noir (sans sucre)

1 yaourt nature + muesli sans sucre ajouté

1 smoothie kiwi-banane

Préparez votre smoothie en mixant 1 petite banane bien mûre et 1 kiwi pelé et coupé en dés. Servez aussitôt pour profiter de la vitamine C !

Après votre douche

Prenez 5 minutes pour masser les zones rebelles (voir p. 103).

Déjeuner

Courgette marinée à l'huile d'olive et au cumin

*Aiguillettes de canard, quinoa**

Poire au coulis de fruits rouges

- *Votre entrée vous attend au réfrigérateur.*
- *En dessert, taillez 1 poire en fins quartiers, disposez-les en rosace sur une assiette et nappez de coulis de fruits rouges sans sucre ajouté. Vous pouvez y parsemer quelques amandes effilées si vous le souhaitez !*

C'est la Recette

AIGUILLETTES DE CANARD, QUINOA

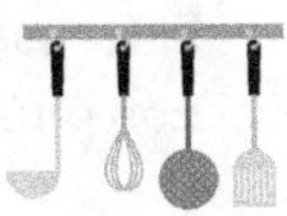

› Faites cuire 60 à 80 g de quinoa selon les indications du paquet. Pendant ce temps, chauffez 1 c. à s. d'huile dans une poêle et faites dorer 4 aiguillettes de canard 8 minutes environ, en les retournant régulièrement. Égouttez le quinoa, ajoutez 1 grosse pincée de cannelle et poivrez. Servez avec les aiguillettes.

Collation

1 verre de boisson drainante ou tisane maison
+ (facultatif) :
1 pot de fromage blanc
1 compote de fruits sans sucre ajouté

Dîner

Artichaut vinaigrette
Omelette au curcuma
Pomme à croquer

- *Faites cuire 1 artichaut 20 minutes à l'autocuiseur. Servez tiède avec une sauce au yaourt (1 yaourt nature battu avec un peu de jus de citron, un peu de sel et du poivre).*
- *Préparez une omelette avec 2 œufs battus, 1 petite c. à c. de curcuma et du poivre.*

Marchez dans l'eau de mer

La pression de l'eau stimule le retour veineux : gonflements et cellulite se réduisent. Si jamais vous suivez ce programme l'été, au lieu de rester inactive sur la plage, faites des balades dans l'eau le plus souvent possible. Et évitez de laisser vos jambes surchauffer en plein soleil, cela ne leur fait pas de bien. Si vous allez à la piscine, asseyez-vous au bord, et effectuez des battements avec vos jambes dans l'eau fraîche. N'hésitez pas non plus à faire des pédalages en mer ou en piscine, à nager...

Le point sur la semaine écoulée

Prenez un stylo, visualisez la semaine écoulée et listez tout ce qui vous semble important. Ces quelques points pour vous aider.

	☺	☹
J'ai eu faim	Non	Oui
J'ai sauté un repas	Non	Oui
J'ai craqué pour un aliment autre que ceux des menus	Non	Oui
J'ai marché au moins 10 000 pas par jour (ou entre 30 minutes et 1 heure)	Oui	Non
J'ai fait du sport en semaine ou le week-end	Oui	Non
Je suis de bonne humeur	Oui	Non
Je suis fatiguée	Non	Oui
Je me sens plus en forme, plus souple	Oui	Non
J'ai perdu du poids	Oui	Non

Autres remarques

....

....

....

....

....

....

....

....

....

....

....

....

VOS MENSURATIONS

En cette fin de programme, vous vous sentez forcément plus fine, plus légère. Reprenez les chiffres que vous aviez obtenus en début de programme, votre mètre de couturière, prenez vos nouvelles mesures... Et appréciez les résultats !

CIBLE	ANCIENNES MENSURATIONS EN CM	NOUVELLES MENSURATIONS EN CM
Fesses		
Cuisses		
Genoux		

ET POUR LA SUITE...

Selon le nombre de repas que vous allez prendre chez vous, il va vous rester un fond de fromage blanc, des restes de pâtes, de riz complet, de quinoa... Parfait. Ainsi, vous ne serez pas lâchée seule dans la nature dès la fin de la semaine. Ces quelques restes, vestiges d'aliments qui vous sont devenus familiers, vont vous servir de garde-fous les premiers temps. Vous serez moins tentée de vous remettre illico au riz blanc en sachet à cuisson ultra-rapide (et à index glycémique hyper-élevé, donc hyper-mauvais pour la sensation de satiété) et consorts. Non, vous allez continuer à manger bon et sain !

Chapitre 5

10 recettes de soupes pour maigrir du bas

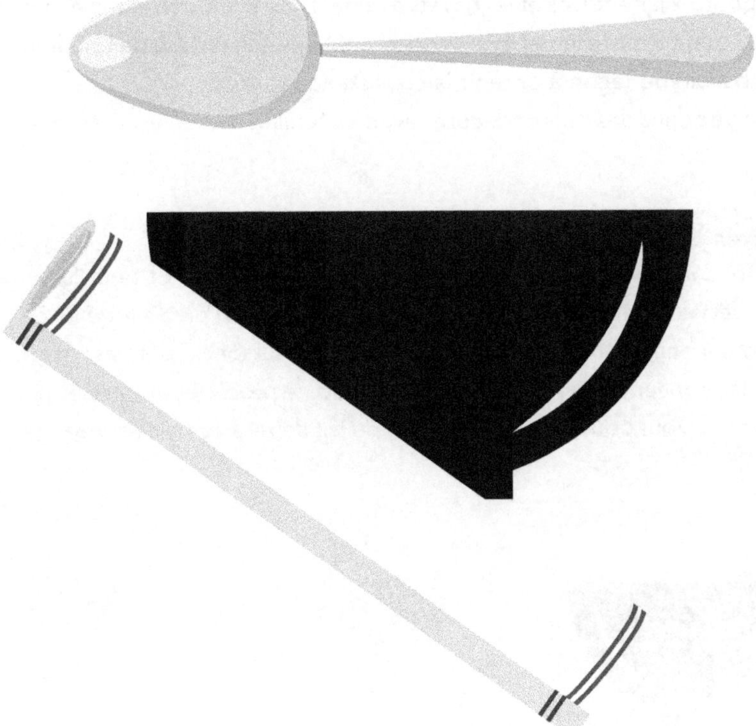

VELOUTÉ D'ENDIVES SUPER-LÉGER

Pour 4 personnes
Préparation : 10 minutes
Cuisson : 20 minutes
Ingrédients : 1 kg d'endives, 2 navets, 20 cl de lait écrémé, 20 cl de lait concentré demi-écrémé (non sucré).

① Éliminez les feuilles extérieures des endives ainsi que leur base puis émincez-les (conservez 4 jolies feuilles bien craquantes pour le service). Épluchez les navets et coupez-les en morceaux.
② Mettez les légumes dans une cocotte, couvrez d'eau et faites cuire 20 minutes.
③ Égouttez les endives et les navets à l'aide d'une écumoire et mixez-les finement avec le lait et le lait concentré. Ajoutez un peu de bouillon si besoin de façon à obtenir la consistance souhaitée.
④ Servez dans des bols et décorez avec les feuilles d'endives réservées.

LE CONSEIL SLIM

Côté calories, difficile de faire plus light que l'endive. Et pour lui conserver toutes ses qualités minceur, pas question bien sûr de lui rajouter beurre ou crème. Le liant et la douceur lui sont ici donnés par du lait concentré demi-écrémé : beaucoup de protéines et très peu de gras. Vous pouvez à défaut utiliser du lait demi-écrémé classique.

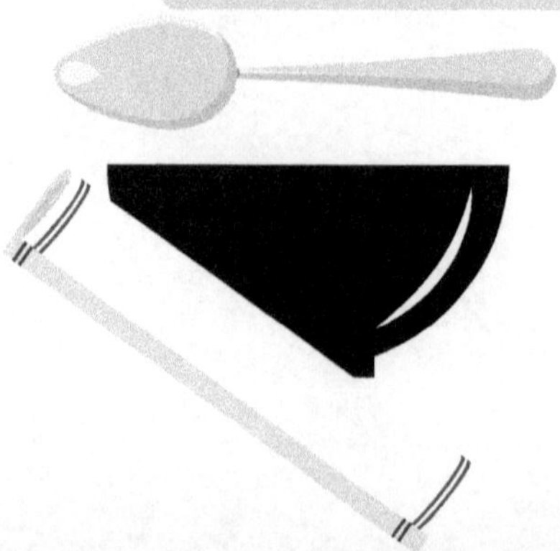

BOUILLON AUX CREVETTES

Pour 4 personnes
Préparation : 10 minutes
Infusion : 10 minutes
Cuisson : 15 minutes
Ingrédients : 20 crevettes décortiquées crues surgelées, 2 carottes, 2 oignons, 8 branches de thym, quelques grains de poivre.

① Portez à ébullition 1 litre d'eau. Ôtez du feu, ajoutez le thym et le poivre et laissez infuser 10 minutes.
② Pendant ce temps, épluchez les carottes et coupez-les en rondelles. Pelez les oignons et émincez-les. Ôtez le thym, portez le bouillon à ébullition et plongez-y les carottes et les oignons. Laissez mijoter 10 minutes sur feu doux. Ajoutez les crevettes, laissez cuire encore 5 minutes. Répartissez dans des bols et servez aussitôt.

LE CONSEIL SLIM

Un bouillon sans une once de matière grasse, riche en protéines grâce aux crevettes et donc formidablement coupe-faim, et très goûteux grâce à l'infusion de thym. Si vous aimez sa saveur acidulée et fraîche, vous pouvez remplacer le thym par un bâton de citronnelle, coupé en deux dans la longueur et infusé 20 minutes.

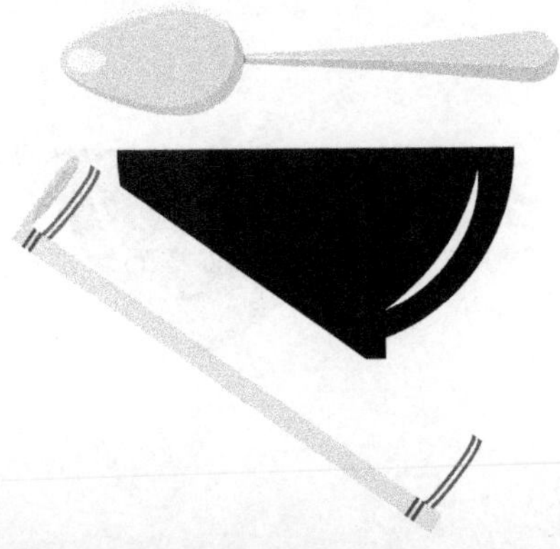

BOUILLON COUPE-FAIM

Pour 4 personnes
Préparation : 10 minutes
Cuisson : 15 à 20 minutes
Ingrédients : 4 feuilles de chou chinois, 1 carotte, 1 blanc de poireau, 1 navet, poivre.

① Épluchez la carotte et le navet, coupez-les en bâtonnets (vous pouvez détailler la carotte en lanières à l'aide d'un couteau économe). Rincez le blanc de poireau et taillez-le dans la hauteur en fines lanières. Émincez finement les feuilles de chou.
② Mettez les légumes dans une grande casserole, poivrez et couvrez d'eau. Laissez mijoter 15 à 20 minutes le temps que les légumes soient tendres et servez aussitôt.

LE CONSEIL SLIM

Une soupe « avec morceaux » favorise, selon les chercheurs, une satiété encore plus rapide qu'une soupe lisse, moulinée. N'hésitez pas à la parsemer, juste au moment de servir, d'herbes fraîches ciselées de votre choix : estragon, basilic, ciboulette...

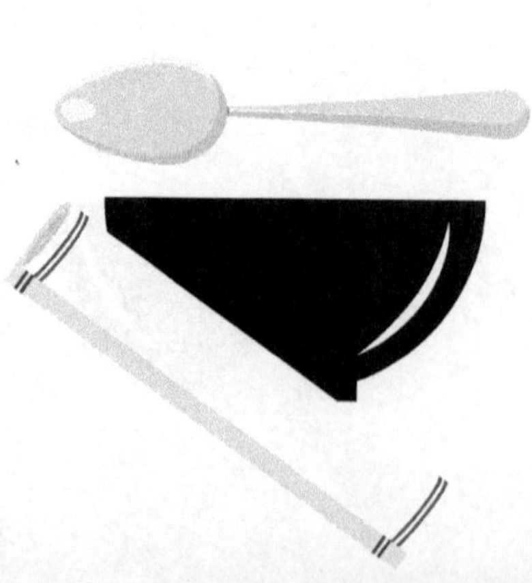

SOUPE VERTE AU CITRON

Pour 4 personnes
Préparation : 10 minutes
Sans cuisson
Ingrédients : 1 gros concombre, 2 branches de céleri, 1 citron vert bio, poivre.

① Pelez le concombre et coupez-le en morceaux. Rincez les branches de céleri, taillez-les en tronçons. Mettez le tout dans le bol d'un robot avec le jus du citron vert, poivrez légèrement et mixez finement.
② Répartissez dans des verres. Servez frais.

LE CONSEIL SLIM

Concombre riche en eau et en minéraux, céleri riche en fibres et très pauvre en calories, citron détox, zéro sel : cette soupe est absolument parfaite pour nous aider à éliminer.

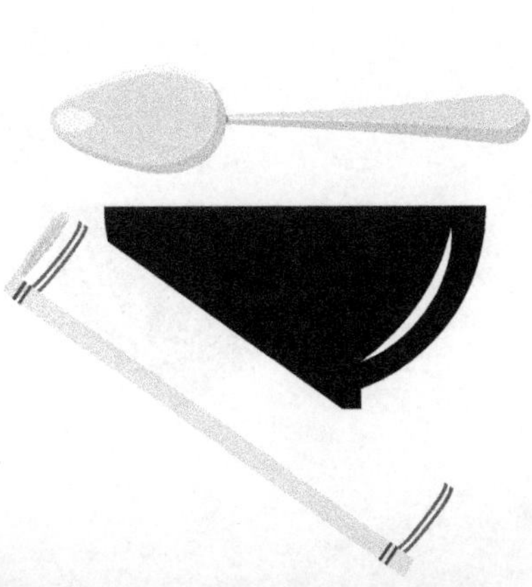

VELOUTÉ DE CRESSON

Pour 4 personnes
Préparation : 10 minutes
Cuisson : 20 minutes
Ingrédients : 1 botte de cresson, 250 g de fleurettes de brocoli, 2 gousses d'ail, poivre.

① Lavez et essorez le cresson. Conservez-en quelques feuilles pour la décoration. Faites cuire les fleurettes de brocoli et les gousses d'ail pelées 15 minutes à l'eau bouillante. Plongez le cresson dans une casserole d'eau bouillante pendant 5 minutes. Égouttez à l'aide d'une écumoire et passez sous un filet d'eau très froide pour fixer la couleur.
② Mixez finement le brocoli, l'ail, le cresson et un peu de poivre, en ajoutant un peu d'eau de cuisson du cresson de façon à obtenir la consistance souhaitée. Servez dans des bols et décorez de feuilles de cresson réservées.

LE CONSEIL SLIM

Comme toutes les pousses et salades, le cresson est particulièrement peu calorique : à peine 17 calories aux 100 grammes. Sa saveur forte est ici tempérée par la cuisson, et la présence de brocoli, au goût tout doux.

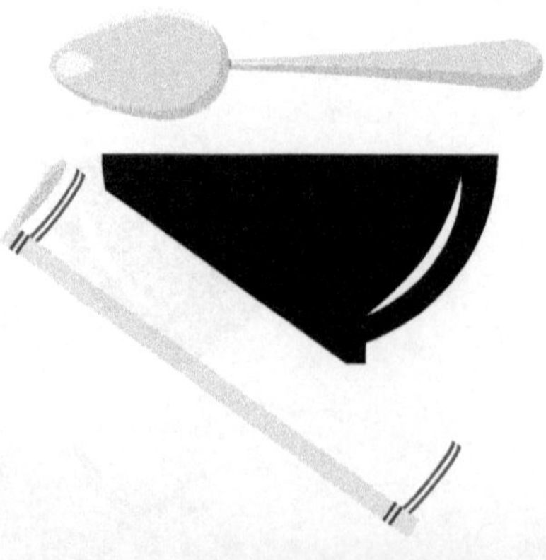

SOUPE SUPER-LIGHT AU CONCOMBRE

Préparation : 10 minutes
Cuisson : 15 à 20 minutes
Ingrédients : 400 g de fleurettes de chou-fleur, 1 concombre, 2 portions de Carré Frais.

① Faites cuire le chou-fleur 15 à 20 minutes à l'eau bouillante. Pendant ce temps, pelez le concombre et coupez-le en morceaux. Conservez quelques rondelles pour la décoration.
② Égouttez les fleurettes de chou-fleur avec une écumoire et mixez-les avec les Carré Frais de façon à obtenir un velouté lisse et onctueux. Ajoutez les morceaux de concombre au fur et à mesure et continuez à mixer, en ajoutant un peu d'eau de cuisson afin d'obtenir la consistance idéale. Laissez refroidir et servez frais, décoré des rondelles de concombre réservées.

LE CONSEIL SLIM

Dopez le pouvoir « brûle-graisses » de cette recette en lui ajoutant quelques pincées de piment. La capsaïcine, molécule responsable de son piquant, augmente naturellement les dépenses énergétiques.

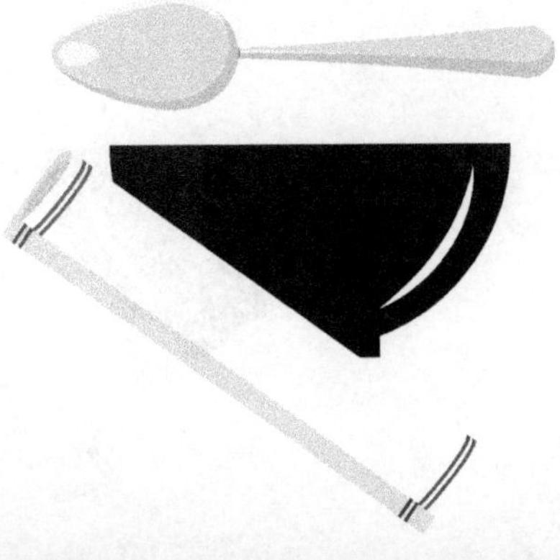

POTAGE DE CHOUX DE BRUXELLES

Pour 4 personnes
Préparation : 5 minutes
Cuisson : 30 minutes
Ingrédients : 500 g de choux de Bruxelles, 2 blancs de poireau, 20 cl de lait demi-écrémé.

① Éliminez les bases des choux de Bruxelles et les feuilles extérieures abîmées. Rincez-les puis coupez-les en deux. Émincez les blancs de poireau. Mettez les légumes dans une casserole, couvrez d'eau et faites cuire 30 minutes environ.
② Égouttez à l'aide d'une écumoire, mixez finement avec le lait et un peu de liquide de cuisson, de façon à obtenir la consistance souhaitée.
③ Servez dans des bols.

LE CONSEIL SLIM

Les choux de Bruxelles apportent une bonne teneur en soufre, qui favorise l'élimination des toxines. S'ils vous posent des problèmes sur le plan digestif, ajoutez un peu de cumin à la recette.

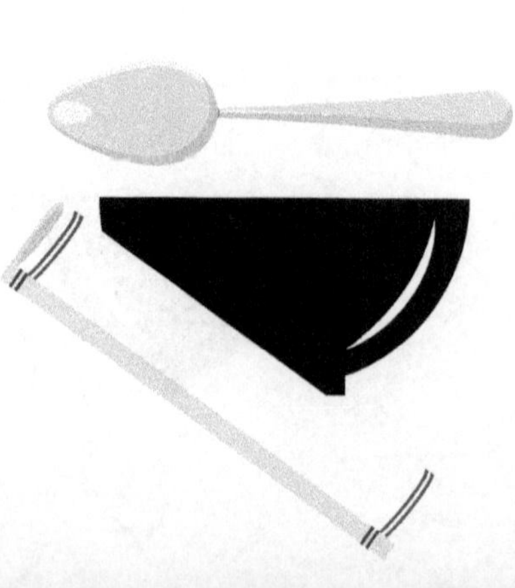

VELOUTÉ D'ASPERGES

Pour 4 personnes
Préparation : 15 minutes
Cuisson : 15 à 20 minutes
Ingrédients : 500 g d'asperges vertes surgelées, 200 g de courgettes surgelées, 20 cl de lait demi-écrémé, poivre.

① Coupez les asperges en tronçons (conservez 4 pointes pour la déco). Mettez-les dans une casserole ainsi que les courgettes surgelées, couvrez d'eau, et portez à ébullition. Faites cuire 15 à 20 minutes.
② Sortez les légumes avec une écumoire et mixez-les avec le lait et du poivre, de façon à obtenir un velouté onctueux.
③ Servez dans des bols.

LE CONSEIL SLIM

Une recette à faire aussi bien au printemps qu'en hiver, grâce à des légumes surgelés : super-pratique pour improviser une soupe quand on n'a plus de légumes frais sous la main.

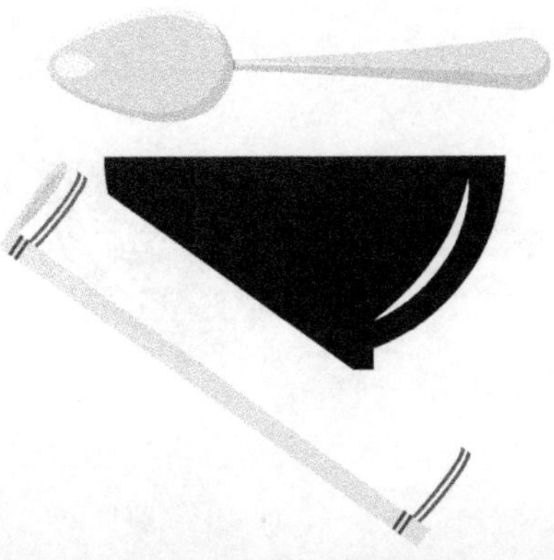

SOUPE NAVET-ROQUETTE

Pour 4 personnes
Préparation : 5 minutes
Cuisson : 20 à 25 minutes
Ingrédients : 600 g de navets, 1 petit oignon, 100 g de roquette, 10 cl de lait concentré demi-écrémé (non sucré), poivre.

① Pelez et émincez l'oignon. Épluchez les navets et coupez-les en cubes. Mettez-les dans une casserole, poivrez, puis couvrez d'eau à hauteur et faites cuire 15 à 20 minutes à couvert jusqu'à ce que les légumes soient tendres. Ajoutez la roquette et laissez cuire encore 2 minutes.
② Égouttez les légumes à l'aide d'une écumoire. Mixez-les finement avec le lait concentré puis ajoutez peu à peu du liquide de cuisson de façon à obtenir la consistance voulue. Donnez un tour de moulin à poivre et servez.

LE CONSEIL SLIM

Riche en protéines, le lait concentré apporte douceur et onctuosité à la recette sans l'alourdir comme le fait de la crème. À défaut, vous pouvez utiliser du lait demi-écrémé.

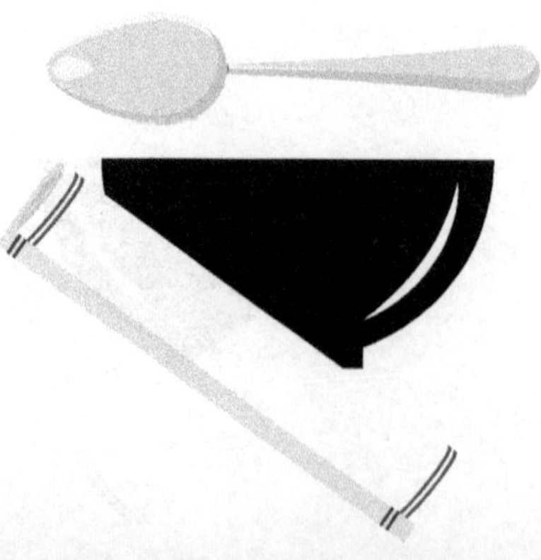

VELOUTÉ DRAINANT DE PÂTISSON

Pour 4 personnes
Préparation : 15 minutes
Cuisson : 20 minutes
Ingrédients : 1 pâtisson, 1 blanc de poireau, poivre.

① Coupez le pâtisson en quatre, retirez les graines à l'aide d'un petit couteau. Pelez les quartiers puis détaillez la chair en cubes. Émincez le blanc de poireau.
② Mettez le tout dans une casserole, poivrez, couvrez d'eau à hauteur et faites cuire 20 minutes.
③ Égouttez les légumes à l'aide d'une écumoire. Mixez-les finement puis ajoutez peu à peu du liquide de cuisson de façon à obtenir la consistance voulue. Donnez un tour de moulin à poivre et servez.

LE CONSEIL SLIM

On pense rarement à lui, mais on le trouve pourtant tout l'hiver sur les étals des marchés ! Très pauvre en calories comme ses cousines les courges, le pâtisson offre un goût tout doux, assez neutre. N'hésitez pas à lui ajouter quelques pincées de muscade ou de coriandre en poudre pour en relever le goût.

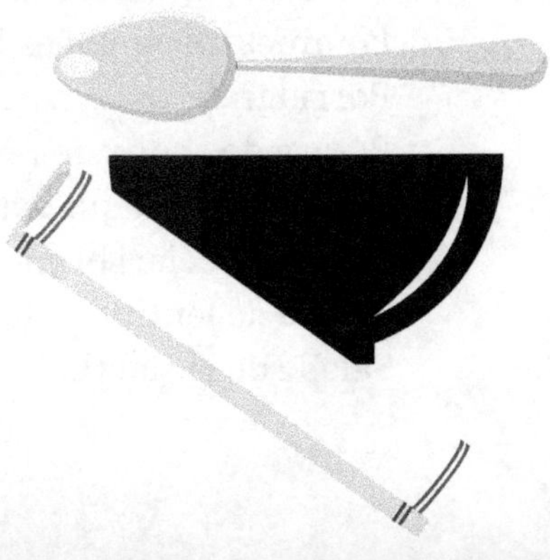

INDEX DES RECETTES

TABLE DES MATIÈRES

Chapitre 2

Achevé d'imprimer en France
par CPI Bussière
À Saint-Amand-Montrond (18)
Dépôt légal : février 2018
N° d'impression : 2034714